Sven-David Müller / Katrin Raschke

Cholesterin
natürlich senken

- Die Alternativen zu Lipobay & Co
- Mit 40 leckeren Rezepten
- Mit einem Vorwort von
  Prof. Dr. Hubertus Wietholtz

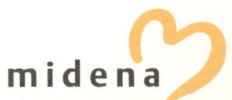

midena

Inhalt

Geleitwort

Ein erhöhter Cholesterinspiegel im Blut, fachmedizinisch Hypercholesterinämie, zählt neben erhöhtem Blutdruck, Übergewicht und Diabetes mellitus zu den Risikofaktoren für Gefäßverkalkung (Arteriosklerose) mit den möglichen Folgen eines Herzinfarktes oder Schlaganfalles. Bei dieser Fettstoffwechselstörung ergänzen sich in der Regel medikamentöse Therapie und richtige Ernährung, in vielen Fällen ist bei erhöhten Cholesterin- und/oder Triglyzeridwerten sogar überhaupt keine medikamentöse Therapie notwendig: Häufig senkt bereits eine angepasste Ernährung die Blutfette wirksam. Bei anderen Patienten ist die Ernährungstherapie Begleiter der medikamentösen Therapie. Der Cholesterinspiegel sinkt durch eine fettreduzierte und -modifizierte Ernährungsweise. Der Triglyzeridspiegel sinkt insbesondere durch eine zuckerreduzierte Kost, die reich an Omega-3-Fettsäuren ist.

Das vorliegende Buch ist übersichtlich und für den Laien verständlich geschrieben. Es vermittelt den aktuellen Stand der Ernährungsphysiologie und ist frei von überkommenen Diätvorschriften oder Dogmen. Den Phytosterinen, den einfach ungesättigten Fettsäuren – Stichwort: mediterrane Kost – sowie den wasserlöslichen Ballaststoffen kommt in der Senkung des LDL-Cholesterins eine große Bedeutung zu.

Wichtigen ernährungsmedizinischen Empfehlungen folgen zahlreiche Rezepte, die den Cholesterinspiegel wirksam senken können. Mit vielen nützlichen Tipps präsentieren die Autoren ein gelungenes Konzept, moderne Ernährungsphilosophie in die Praxis umzusetzen. Der vorliegende Ratgeber kann die ärztliche Aufklärung und Therapie nicht ersetzen, er stellt aber eine wichtige Ergänzung dar. Ich wünsche dem Buch eine weite Verbreitung.

Prof. Dr. med. Hubertus Wietholtz
Direktor der Medizinischen Klinik II (Gastroenterologie und Stoffwechselkrankheiten) am Klinikum Darmstadt

Liebe Leserinnen und Leser!

Seit dem Bekanntwerden des »Lipobay-Skandals« möchten viele Menschen mit Herz-Kreislauf-Erkrankungen oder erhöhtem Blutfettspiegel keine Medikamente – so genannte Lipidsenker – mehr einnehmen, weil sie vor möglichen Nebenwirkungen Angst haben. Inwieweit können wir durch rein diätetische Maßnahmen einen Herzinfarkt oder die koronare Herzkrankheit verhindern? Dieser Frage wurde in acht Interventionsstudien zum Thema nachgegangen: Zwischen 26 und 4541 Studienteilnehmer unterzogen sich zwei bis acht Jahre lang einer entsprechenden Ernährungstherapie. Die Ergebnisse stimmen optimistisch: Die Senkung des Cholesterinspiegels betrug bei den Probanden zwischen 6,5 und 15,5 Prozent. Es gibt praktisch keine Studie, die keinen positiven Effekt auf den Cholesterinspiegel zeigt. In diesem Buch versuchen wir Ihnen eine Ernährungsweise schmackhaft zu machen, die eine Senkung des Cholesterinspiegels durch Naturstoffe ermöglicht und gleichzeitig gut verträglich ist.

Durch eine fettreduzierte und -modifizierte Ernährung lässt sich der Cholesterinspiegel langfristig nachweislich um bis zu 30 Prozent senken. Damit können Cholesterinwerte bis 300 mg/dl allein durch Ernährungstherapie auf einen gesunden Wert gesenkt werden. Bei höheren Werten lässt sich die Einnahme von Lipidsenkern deutlich reduzieren. Studien zufolge sind bis zu 50 Prozent der Lipidsenker überflüssig. Diättherapeutische Maßnahmen reduzieren im Gegensatz zu Lipidsenkern aus der Pharmaindustrie praktisch nur das gefäßschädigende LDL-Cholesterin und nicht das gefäßschützende HDL-Cholesterin. Die Einnahme von Medikamenten muss stets kritisch betrachtet werden. Belasten Sie sich nicht unnötig mit Pharmaka, sondern nutzen Sie die Effekte von Naturstoffen – Ihre Gefäße, Ihr Herz und Ihr Gehirn werden es Ihnen danken. Viel Erfolg wünschen Ihnen

Sven-David Müller und Katrin Raschke

Cholesterin –

im Übermaß gefährlich

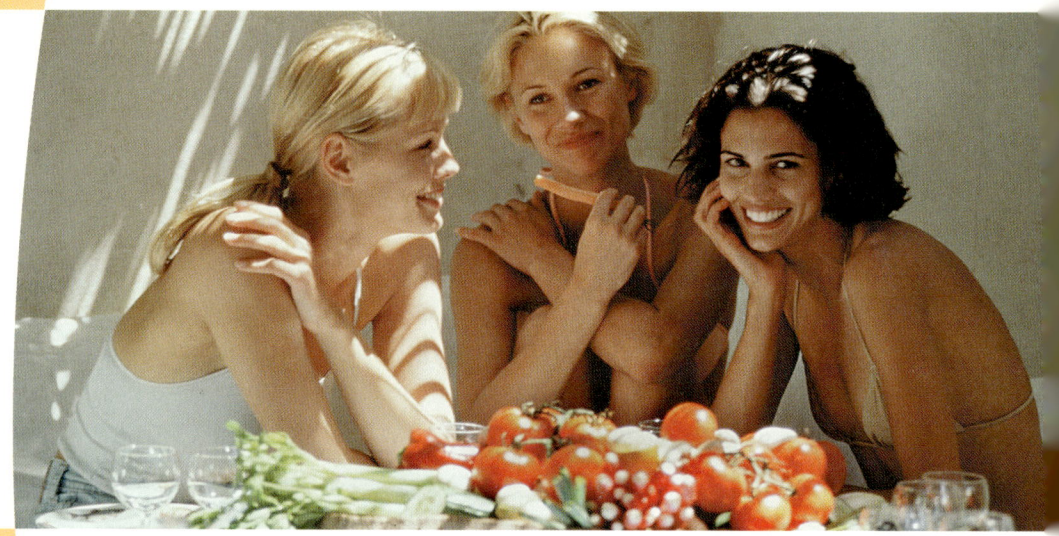

Ihm haftet ein denkbar schlechter Ruf an, dennoch: Cholesterin ist ein unentbehrlicher Bestandteil jeder unserer Körperzellen. Ohne Cholesterin könnten wir nicht leben. Zu viel davon kann für den Menschen jedoch gefährlich werden: Das Risiko einer Herzerkrankung steigt bei dauerhaft erhöhtem Cholesterinspiegel im Blut drastisch an.

Was ist Cholesterin?

Cholesterin ist eine Fettsubstanz, die im tierischen und menschlichen Körper wichtige Aufgaben erfüllt. Sie dient als lebenswichtiges Baumaterial für die Zellwände, ist Ausgangsstoff für die Produktion von Hormonen, Vitamin D und Gallensäuren. Doch obwohl Cholesterin für uns lebensnotwendig ist, müssten wir es nicht mit der Nahrung zu uns nehmen: Unser Körper kann in der Leber die täglich benötigte Cholesterinmenge von einem halben bis einem Gramm selbst produzieren. Dieser Herstellungsprozess ist allerdings sehr energieaufwändig. Und da unser Körper ökonomisch arbeitet, nimmt er Cholesterin bevorzugt aus der Nahrung auf.

HDL und LDL: das »gute« und das »schlechte« Cholesterin

Da Cholesterin als Fettsubstanz nicht wasserlöslich ist, kann es nicht ohne weiteres im Blut transportiert werden. Die Leber stellt für Fette spezielle »Transporter« her, in die das Cholesterin verpackt wird. Diese Transporter heißen Lipoproteine (Lipo = Fett, Protein = Eiweiß). Es handelt sich dabei um winzige Fettkügelchen, die von Eiweißen umgeben sind. So sind sie an ihrer Oberfläche wasserlöslich. In den Lipoproteinen wird das Cholesterin gemeinsam mit anderen Fetten und fettlöslichen Vitaminen im Blut transportiert. Doch Cholesterin ist nicht gleich Cholesterin. Man spricht vom »guten« und vom »schlechten« Cholesterin. Hierbei handelt es sich immer um das gleiche Cholesterin, nur befindet es sich in unterschiedlichen Lipoproteinen.

Cholesterin wurde 1784 erstmals aus Gallensteinen isoliert. Der französische Chemiker Michel E. Chevreul beschrieb die Fettsubstanz erstmals im Jahr 1816.

Das LDL-Cholesterin

Das LDL-Cholesterin wird als das »schlechte Cholesterin« bezeichnet. LDL (= low density lipoprotein) sind Lipoproteine geringer Dichte, die Cholesterin aus der Leber in den ganzen Körper transportieren. Sie enthalten große Mengen an Cholesterin und haben nur eine dünne Eiweißhülle. Deshalb kann aus ihnen leicht Cholesterin entweichen. Je mehr Cholesterin als Teil der LDL in den Adern zirkuliert, desto größer ist das Risiko, dass Cholesterin entweicht und an den Gefäßwänden haften bleibt. Solche Fettablagerungen

Lipoproteine spielen bei Fettstoffwechselstörungen eine große Rolle.

sind der Beginn der Arterienverkalkung (Arteriosklerose). Je höher das LDL-Cholesterin, desto höher ist deshalb auch das Risiko, eine Herz-Kreislauf-Erkrankung zu entwickeln.

Das HDL-Cholesterin

Das HDL-Cholesterin dagegen wird als das »gute« Cholesterin bezeichnet. HDL (= high density lipoprotein) sind Lipoproteine hoher Dichte, die in der Leber und im Darmepithel gebildet werden. Sie haben einen höheren Eiweißgehalt und sind dadurch »dichter« als die LDL. Die HDL sind die Gegenspieler des LDL. Sie sammeln das an Gefäßwänden abgelagerte Cholesterin wieder ein und transportieren es zurück zur Leber. Dort wird es erneut in Lipoproteine verpackt oder in andere Stoffe, beispielsweise Gallensäuren, umgewandelt, die wiederum in den Darm abgegeben werden. Ein hoher HDL-Spiegel bedeutet also, dass die Adern gut »geputzt« werden. Er vermindert das Risiko einer Herz-Kreislauf-Erkrankung und kann so erhöhte LDL-Spiegel bis zu einem gewissen Grad in Schach halten.

Zielwerte für den Cholesterinspiegel

So wichtig Cholesterin für den menschlichen Organismus ist, so gefährlich kann es werden, wenn zu viel davon in unseren Adern zirkuliert. Der Cholesterinspiegel im Blut ist ein wichtiger Risikofaktor für die Entstehung einer Herzerkrankung. Zwar spielen auch andere Faktoren wie Rauchen, Übergewicht, Diabetes mellitus und Bewegungsmangel eine Rolle, doch das Cholesterin ist von besonders schwerwiegender Bedeutung.

Ideal ist ein Cholesterinspiegel von unter 200 mg/dl. Doch erhöhte Werte sind in Deutschland längst keine Seltenheit mehr: Etwa 60 Prozent der Bevölkerung liegen mit ihren Cholesterinwerten über dieser Marke!

Sind Sie jedoch Raucher, leiden Sie unter Diabetes mellitus oder haben Sie aus anderen Gründen ein erhöhtes Risiko, eine Herz-Kreislauf-Erkrankung zu entwickeln, sollten Sie besonders auf Ihre Blutfettwerte achten. In diesem Fall gelten strengere Zielwerte.

Wünschenswerte Cholesterinwerte

- Gesamtcholesterin unter 200 mg/dl
- LDL-Cholesterin unter 130 mg/dl
- HDL-Cholesterin mindestens über 40 mg/dl, optimal über 45 mg/dl
- Triglyzeride unter 200 mg/dl (s. u.)

Erhöhte Triglyzerid-spiegel sind, ebenso wie der erhöhte Cholesterin-spiegel, Bluthochdruck und Rauchen, ein ernst zu nehmender Risikofaktor für Herz-Kreislauf-Erkrankungen.

Das Risiko eines zu hohen Cholesterinspiegels, einer so genannten Hypercholesterinämie, bestimmt der Arzt heute anhand der LDL-Werte und des Verhältnisses von HDL zu LDL. Liegt das LDL über 130 und das HDL unter 35 mg/dl, ist das Herzinfarktrisiko hoch, und die Diättherapie muss sofort beginnen.

Welche Bedeutung haben die Triglyzeride?

Triglyzeride oder Neutralfette gehören wie das Cholesterin zu den Blutfetten. Wenn Ihre Triglyzeride zu hoch sind, heißt das, dass in Ihrem Blut zu viel Fett vorkommt. Triglyzeride nehmen wir mit der Nahrung auf, stellen sie aber auch im Körper her. Erhöhte Triglyzeridwerte sind ein ebenso starker Risikofaktor für Herz- und Gefäßkrankheiten wie hohe Cholesterinwerte.

Bei erhöhten Triglyze-ridwerten sollten Sie auf allzu fetthaltige Schlemmereien verzichten.

Diese Tatsache wird leider häufig nicht ernst genug genommen. Ein hoher Triglyzeridspiegel trägt entscheidend zur Entstehung von Arteriosklerose bei. Vor allem in Verbindung mit niedrigen HDL-Spiegeln ist er problematisch. Erhöhte Triglyzeridwerte sind vor allem bei Übergewichtigen und Diabetikern ein häufig auftretendes Problem. Zur Senkung der Triglyzeride stehen nur wenige Medikamente zur Verfügung; Omega-3-Fettsäuren leisten hier als diätetische Maßnahme in der Regel ebenso gute Dienste (siehe Seite 38 ff.).

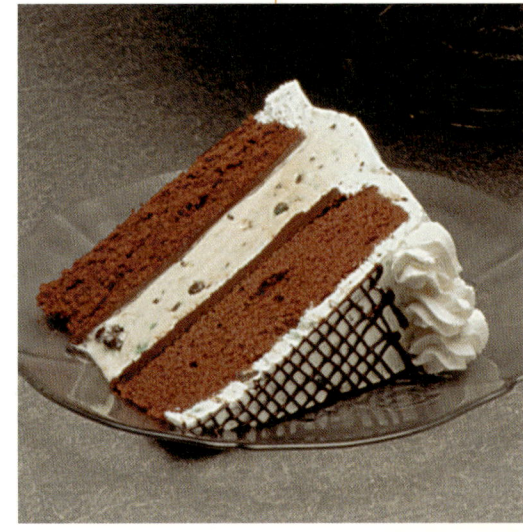

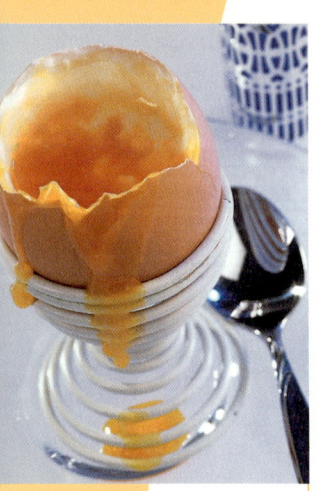

Ein Frühstücksei erhöht den Cholesterinspiegel weniger als vermutet!

Cholesterin in der Ernährung

Lange Zeit wurde bei erhöhtem Cholesterinspiegel empfohlen, möglichst cholesterinarm zu essen. Vor allem Hühnereier standen auf der »schwarzen Liste«, denn ein Eidotter deckt bereits fast die empfohlene Tagesmenge (200–300 mg) an Cholesterin. Diese Empfehlungen sind jedoch überholt. Nur wenige Menschen können durch eine sehr cholesterinarme Nahrung ihren Cholesterinspiegel tatsächlich senken. Nehmen wir nur sehr wenig dieser Fettsubstanz zu uns, führt dies häufig zu einem Anstieg der körpereigenen Cholesterinproduktion! Viel wirkungsvoller ist es bei den meisten Menschen, den Verzehr gesättigter Fettsäuren drastisch einzuschränken, denn diese sind die Hauptverursacher eines hohen Cholesterinspiegels (siehe Seite 28).

Wie viel Cholesterin dürfen wir essen?

Es ist sinnvoll, wenn Sie den Cholesteringehalt der Nahrung im Auge behalten, doch müssen Sie diesbezüglich nicht übertrieben zurückhaltend sein. Hühnereier sind auch eine wichtige Quelle von Vitaminen und Mineralstoffen. Zudem enthält Eidotter Lecithin, auch Phosphatidylcholin genannt. Dieses hemmt, wie in Tierstudien erwiesen, die Aufnahme von Cholesterin aus dem Darm, und vermutlich hat es auch beim Menschen diese Wirkung. Zwei bis drei Eier pro Woche können Sie guten Gewissens verzehren.

Der menschliche Organismus nimmt nur etwa 40 bis 50 Prozent des mit der Nahrung zugeführten Cholesterins im Blut auf. Sie können also täglich bedenkenlos 200 bis 300 mg Cholesterin zu sich nehmen. Durchschnittlich werden in Deutschland aber etwa 420 Milligramm pro Tag aufgenommen – dies ist auf den hohen Verzehr tierischer Lebensmittel zurückzuführen. Versuchen Sie, viele pflanzliche Nahrungsmittel in Ihren Speiseplan einzubauen. Pflanzen enthalten kein Cholesterin, sind meist kalorienarm und ballaststoffreich und helfen so zusätzlich, schlank zu bleiben. Achten Sie vor allem darauf, häufiger Sojaprodukte zu verwenden, da diese den Cholesterinspiegel senken (mehr dazu auf Seite 45 ff.)!

Mit Vorsicht zu genießen: »Cholesterinbomben«

Lebensmittel	Cholesterin (mg/100 g)	Kalorien (kcal/100 g)
Hühnereidotter	1260,0	348,7
Lebertran	850,0	882,6
Hähnchenleber	537,0	146,7
Hühnerei	396,0	154,4
Rühreier	371,4	216,3
Rinderniere	368,0	101,6
Schweineniere	358,0	114,7
Spiegeleier	354,9	257,8
Rinderleber	342,0	147,0
Butterschmalz	340,0	881,0
Kaviarersatz	332,0	101,8
Schweineleber	331,0	123,3
Omelett	317,7	181,7
Rührei mit Speck/Schinken	307,7	231,8
Kaviar echt	300,0	259,3
Löffelbiskuit aus Biskuitmasse	281,0	414,4
Leberknödel	260,7	175,3
Waffeln	240,0	554,0
Butter	240,0	741,2
Eier in Senfsauce	230,6	124,0
Cremeeis	187,0	187,9
Kalbsleberwurst	185,0	316,7
Aal	181,0	266,5
Leberpastete	173,0	299,5
Schwartenmagen	162,0	180,7
Mayonnaise	160,3	789,3
Leberwurst	160,0	328,4
Eierpfannkuchen	153,1	172,2
Garnelen	152,0	101,6
Sandkuchen	151,0	440,2

Völlig frei von Cholesterin sind alle pflanzlichen Lebensmittel. Wenn Sie einen erhöhten Cholesterinspiegel haben, sollten daher möglichst viele vegetarische Gerichte auf Ihrem Speiseplan stehen.

Essen Sie möglichst keine Butter, sondern Diätmargarine, Halbfettmargarine oder im besten Falle Halbfettmargarine mit Phytosterinen.

Risikofaktor
Cholesterin

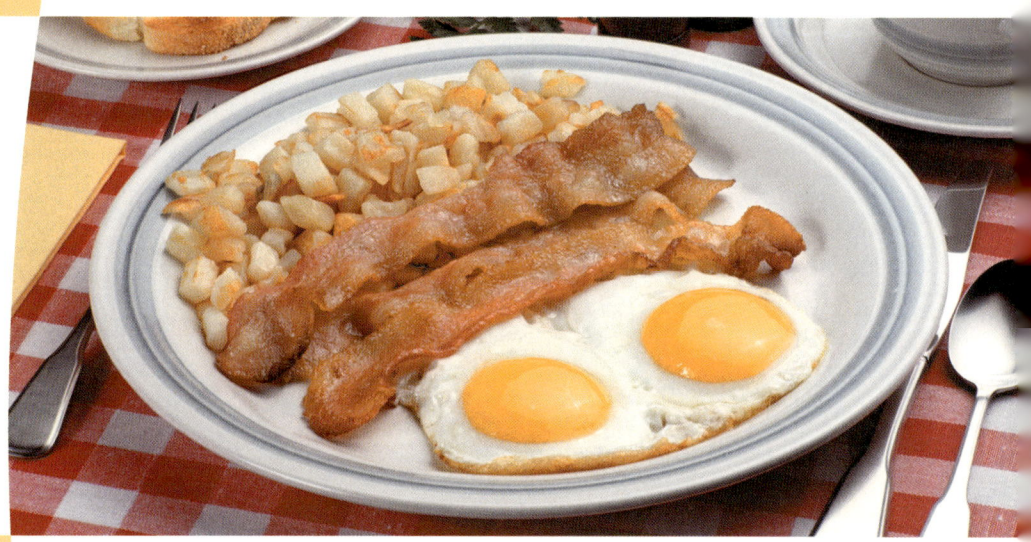

In Deutschland sterben jährlich 170 000 Menschen an den Folgen eines Herzinfarkts, 250 000 erleiden einen Schlaganfall. Für beide Erkrankungen ist der erhöhte Cholesterinspiegel ein entscheidender Risikofaktor. Dies müsste nicht sein! Durch eine Ernährungstherapie normalisieren sich die Blutfettwerte meist von selbst wieder.

Arteriosklerose, Herzinfarkt und Schlaganfall

Fettstoffwechselstörungen infolge eines erhöhten Cholesterin- oder Triglyceridspiegels kommen bei uns extrem häufig vor: 15 bis

20 Prozent der Deutschen weisen eine behandlungsbedürftige Erhöhung der Blutfettwerte auf. Ein erhöhter Cholesterin- und/oder Triglyzeridspiegel sollte immer ernst genommen werden, da beide mit einem erhöhten Risiko für Herz-Gefäß-Krankheiten einhergehen. Der Arzt unterteilt erhöhte Cholesterinwerte, erhöhte Trigylzeridwerte und Kombinationen aus beidem.

Wozu erhöhtes LDL-Cholesterin führen kann

Insbesondere die Erhöhung des gefäßschädigenden LDL-Cholesterins führt zur Verkalkung der Arterien (= Arteriosklerose). Die Ausbildung von arteriosklerotischen Veränderungen ist ein komplexer Prozess, der hier nur kurz umrissen werden soll:

Bei der **Arteriosklerose** verändern sich durch Ablagerungen von Cholesterin, Fett und Eiweiß nach und nach die Zellen der inneren Arterienwand. Der Arzt bezeichnet die zur Verengung der Blutgefäße führenden Verkalkungen als Plaque. Durch zunehmende Verkalkung werden die Gefäße immer enger und verlieren ihre natürliche Elastizität. Sind die Herzkranzgefäße von dieser Verkalkung betroffen, bekommt der Herzmuskel zu wenig Sauerstoff und Nährstoffe. Der Arzt bezeichnet dies als »koronare Herzkrankheit« (KHK): Unter diesen Sammelbegriff fallen alle Funktionseinschränkungen der Herzkranzgefäße.

Folgen der Arteriosklerose sind eine mangelhafte Blut- und Sauerstoffversorgung der Gewebe und die Gefahr eines vollständigen Gefäßverschlusses, der zu Herzinfarkt, Schlaganfall und Raucherbein führen kann.

Herzinfarkt und Schlaganfall: der Supergau der Gefäße

Kommt es zum vollständigen Verschluss eines oder mehrerer Herzkranzgefäße, wird das dahinter liegende Herzmuskelgewebe nicht mehr ausreichend mit Sauerstoff und Nährstoffen versorgt, und der entsprechende Teil des Herzmuskels stirbt ab: Es kommt zum **Herzinfarkt** (= Myokardinfarkt). Der Verschluss eines Gehirn versorgenden Blutgefäßes führt zum **Schlaganfall** (Insult).

Um derartigen Erkrankungen vorzubeugen, müssen eventuelle Verkalkungen abgebaut oder zumindest gestoppt werden, ehe es zu einem Gefäßverschluss kommt. Dies geschieht durch die konsequente Senkung des LDL und die Erhöhung des HDL.

Die Sterblichkeit bei einem Herzinfarkt liegt bei 30 Prozent innerhalb der ersten Stunde, danach 10 bis 12 Prozent. Herzinfarktpatienten müssen einem erneuten Infarkt durch einen idealen Cholesterinspiegel vorbeugen.

Die Korrelation zwischen Cholesterinwert und Herzinfarktrisiko
Schon bei einem Cholesterinspiegel von über 239 mg/dl ist das Risiko, an einem Herzinfarkt zu versterben, doppelt so hoch wie bei einem Wert unter 200 mg/dl. Bei einem Cholesterinspiegel von über 280 mg/dl ist das Risiko sogar dreifach erhöht!

Das metabolische Syndrom

Ein erhöhter Cholesterinspiegel tritt bei den meisten Menschen in Verbindung mit anderen Krankheiten auf. Vor allem die Kombination mit Übergewicht, Diabetes mellitus und Bluthochdruck ist häufig zu finden. Dieses gemeinsame Auftreten der Erkrankungen nennt man das metabolische Syndrom. Wegen ihrer fatalen Auswirkungen auf die Gesundheit wird diese Stoffwechselstörung auch als »das tödliche Quartett« bezeichnet. Beim metabolischen Syndrom spielt sozusagen der Stoffwechsel verrückt. Häufig haben die Betroffenen zusätzlich einen erhöhten Harnsäurespiegel oder Gicht. Werden seine Ursachen nicht bekämpft, macht das tödliche Quartett seinem Namen alle Ehre. Die einzelnen Erkrankungen des metabolischen Syndroms führen zu kleinen Veränderungen der Gefäßwände, die sich zur Arteriosklerose ausweiten. Diese ist der Beginn einer Herz-Kreislauf-Erkrankung, die mit einem oft tödlich verlaufenden Herzinfarkt oder Schlaganfall enden kann.

Das metabolische Syndrom ist die häufigste Todesursache in Deutschland.

Führt häufig zum metabolischen Syndrom: Übergewicht
Die gemeinsame Ursache der Erkrankungen des metabolischen Syndroms ist eine Überernährung, die im Zusammenspiel mit vererbten Faktoren und Bewegungsmangel zu Übergewicht und Adipositas (Fettleibigkeit) führt. Das erhöhte Körpergewicht selbst stellt keinen so wichtigen Risikofaktor für die Entwicklung einer Herz-Kreislauf-Erkrankung dar. Doch die nachfolgend beschriebenen Folgen des Übergewichts erhöhen das Risiko enorm, da sie die Entstehung von Arteriosklerose begünstigen.

Volkskrankheit Diabetes mellitus

Unter Diabetes mellitus, der so genannten Zuckerkrankheit, leiden in Deutschland zurzeit schätzungsweise fünf Millionen Menschen. Diabetes mellitus Typ 2 ist, wie bereits erwähnt, hauptsächlich auf falsche Ernährung, Bewegungsmangel und Übergewicht zurückzuführen. Etwa jeder dritte stark Übergewichtige erkrankt an Diabetes mellitus! Mehr als die Hälfte der Diabetiker ist von Fettstoffwechselstörungen betroffen.

Bei Übergewichtigen kommt ein Herzinfarkt etwa dreimal häufiger vor als bei Normalgewichtigen.

Wie Diabetes mellitus entsteht

Zunächst einmal verringert sich durch das Übergewicht die Reaktion der Körperzellen auf das in der Bauchspeicheldrüse gebildete Hormon Insulin. Der Mediziner bezeichnet dieses Phänomen als »Insulinresistenz«. Aus dieser Insulinresistenz kann sich im Laufe von Jahren ein Diabetes mellitus Typ 2 entwickeln.

Aufgrund der unzureichenden Wirkung des Insulins werden bei Diabetikern die Körperzellen nur schlecht mit Nährstoffen versorgt. Als eine Folge davon wird vermehrt Fett aus den Speichern freigesetzt und in die Leber geschleust. Diese baut die Fette in Lipoproteine ein und gibt sie wieder ins Blut ab. Daher sind bei Diabetikern meist die Triglyzeridwerte erhöht. Gleichzeitig ist der Abbau der Lipoproteine in den Blutgefäßen und Zellen gestört.

Da auch der Transport des Blutzuckers in die Körperzellen durch das Hormon Insulin bei Diabetikern nur unzureichend stattfindet, kommt es zu einem erhöhten Blutzuckerwert, der zu Schädigungen an Blutgefäßen und Nerven führt. Diabetiker sollten deshalb verstärkt auf eine Vorsorge vor Herz-Kreislauf-Erkrankungen achten.

Diabetiker können besonders von den natürlichen Methoden der Blutfettsenkung profitieren, vor allem von den Wirkungen der Omega-3-Fettsäuren.

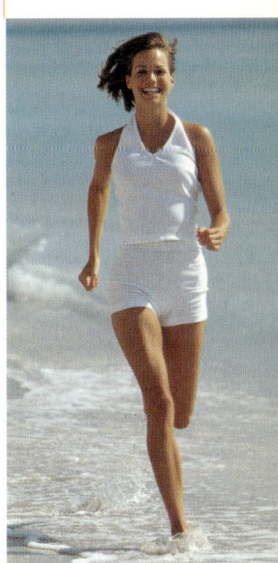

Risikofaktor Hypertonie

Auch Bluthochdruck (Hypertonie) ist eine direkte Folge und die häufigste Begleiterkrankung des Übergewichts. Jeder zweite Adipöse hat Bluthochdruck, und etwa zwei Drittel der Hypertoniker

Ausreichend Bewegung ist für einen Diabetiker besonders wichtig.

haben Übergewicht. Das Herz eines Übergewichtigen muss mehr Pumpleistung erbringen als das eines Schlanken, um die große Blutmenge in alle Teile des Körpers zu transportieren. Ein Gewichtsverlust von einem Kilogramm senkt den Blutdruck bereits um 1 bis 2 mmHg. Auf Dauer werden durch den hohen Blutdruck die Blutgefäße geschädigt, und das Herz wird geschwächt. Die Hypertonie ist einer der Hauptgründe für das erhöhte Risiko von Übergewichtigen, Herz-Kreislauf-Erkrankungen zu erleiden. Daneben stehen auch Nieren- und Augenschäden in engem Zusammenhang mit Bluthochdruck.

Erhöhte Cholesterin- und Triglyzeridwerte

Typisch für Übergewichtige ist das Auftreten erhöhter Triglyzeridwerte. Das Gesamtcholesterin ist oft nur leicht erhöht, doch das LDL ist zu hoch, das schützende HDL dagegen zu niedrig. Erhöhte Blutfettwerte findet man bei Übergewichtigen dreimal häufiger als bei ihren schlanken Zeitgenossen. Verantwortlich dafür sind mehrere Faktoren: Zum einen essen Übergewichtige meist deutlich fettreicher als Normalgewichtige, zum anderen bildet die Leber von Adipösen verstärkt Lipoproteine, vor allem, weil aus den größeren Fettspeichern auch viele Fettsäuren freigesetzt werden. Zusätzlich liegt oft eine Störung im Abbau der Lipoproteine vor.

Bei einer Gewichtsabnahme von 10 Prozent – also beispielsweise von 93 auf 84 Kilogramm im Verlauf von 6 Monaten – können Sie Ihr Herzinfarktrisiko um etwa 20 Prozent senken!

Was eine Gewichtsabnahme bewirken kann

Allen Erkrankungen des metabolischen Syndroms ist gemeinsam, dass ihre Symptome bei einer Gewichtsreduktion deutlich nachlassen. Mit einer Gewichtsabnahme entwickelt sich die Insulinresistenz zurück, der Blutdruck sinkt, und die Blutfettwerte verbessern sich. Wenn Sie also Ihren Cholesterinspiegel senken möchten, so sollten Sie, wenn Sie übergewichtig sind, auch an eine Gewichtsabnahme denken. Viele Maßnahmen, die den Cholesterinspiegel senken, helfen auch beim Abnehmen und umgekehrt (beispielsweise Sport, hohe Ballaststoffaufnahme, Ernährungsumstellung mit eingeschränktem Fettverzehr).

Wie wichtig sind lipidsenkende Medikamente?

Nicht erst seit dem Lipobay-Skandal haben viele Menschen Angst vor den Nebenwirkungen von Lipidsenkern. Auch wenn das entsprechende Medikament, das für einige Patienten so fatale Auswirkungen hatte, mittlerweile aus dem Verkehr gezogen wurde, bleiben viele Menschen zutiefst verunsichert.

Ernährungsmediziner sind sich heute einig, dass Lipidsenker in den meisten Fällen überflüssig sind. Zudem haben diese Medikamente in der Tat eine Vielzahl von Nebenwirkungen. Noch bedenklicher ist jedoch, dass viele dieser Arzneimittel nur eine »Laborkosmetik« herbeiführen, denn sie senken nicht nur das schlechte LDL, sondern auch das gute HDL: Das Verhältnis der beiden Werte zueinander bleibt gleich.

Die in diesem Buch beschriebenen Naturstoffe und eine »blutfettsenkende« Ernährungsweise senken das LDL und halten den HDL-Wert konstant. In vielen Fällen steigt das HDL sogar an, und das ist gut so. Treiben Sie zusätzlich zur Ernährungstherapie regelmäßig Sport, laufen Sie dem Herzinfarkt sozusagen erfolgreich davon. Nur in wenigen Fällen ist die Einnahme von Lipidsenkern erforderlich. Das trifft insbesondere zu, wenn das Gesamtcholesterin oberhalb 350 bis 400 mg/dl liegt – was jedoch nur bei relativ wenigen Patienten vorkommt. Fragen Sie im Zweifelsfall immer Ihren Arzt oder Therapeuten um Rat.

Bei entsprechender Ernährungstherapie und viel Bewegung kann auf die Einnahme von Lipidsenkern meist verzichtet werden. Fragen Sie in jedem Fall Ihren Arzt um Rat.

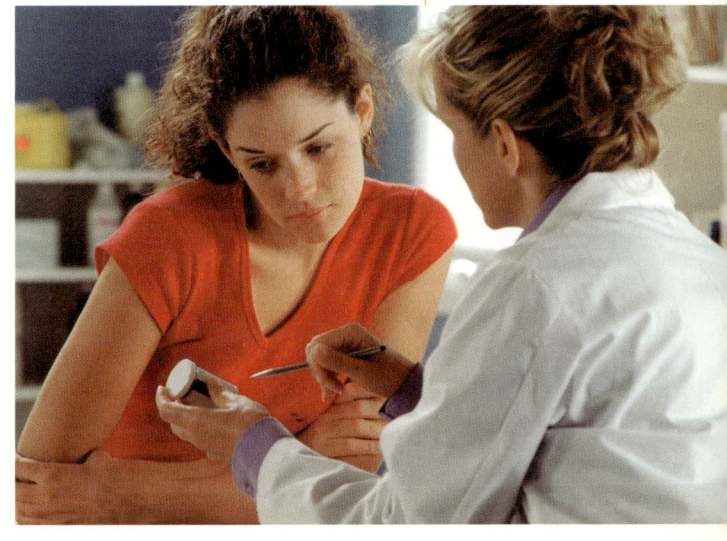

Bewegung erhöht
das HDL

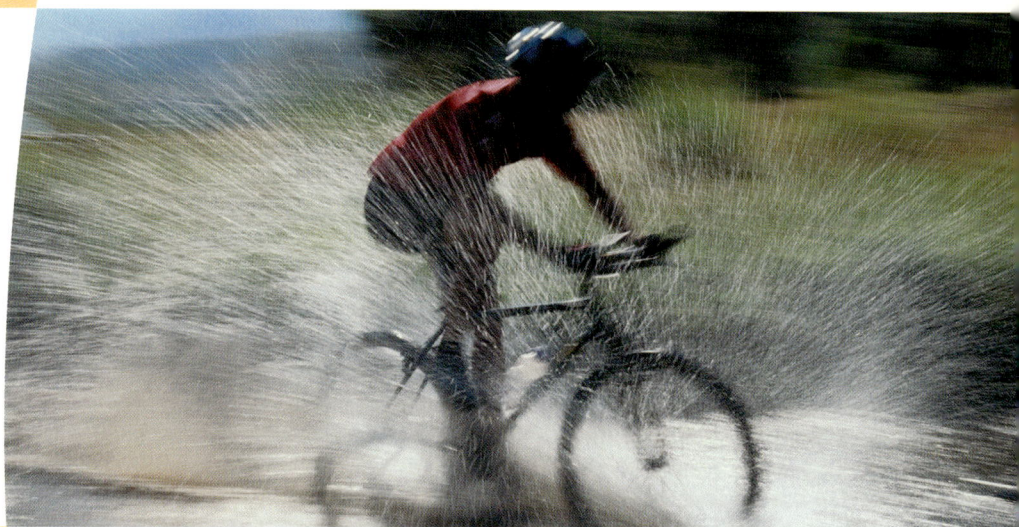

Auch wenn Sie kein Sport-Freak sind, können Sie ohne große Anstrengung ein bisschen Bewegung in Ihren Tagesablauf – und damit auch in Ihren Cholesterinspiegel – bringen. Regelmäßige Bewegung senkt das Gesamtcholesterin und erhöht das »gute« HDL!

Wie Sie sich am besten fit halten

Kontinuierliche sportliche Betätigung ist ein wichtiger Teil des Weges hin zu einem niedrigeren Cholesterinspiegel und einer gesünderen Lebensweise. Nur über regelmäßigen Ausdauersport ist es möglich, das »gute« HDL-Cholesterin zu erhöhen. Körperliches Ausdauertraining ist nicht nur gut für Ihre Blutfette. Es hilft Ihnen, schlank zu werden oder zu bleiben, kräftigt die Muskulatur, stärkt Ihre körperliche und geistige Belastbarkeit und das Immunsystem. Der Blutdruck wird gesenkt, die Fließfähigkeit des Blutes erhöht und das Herz gestärkt. Mit sportlicher Betätigung tun Sie etwas für Ihre Fitness und beugen gleich auf mehreren Wegen Herz-Kreislauf-Erkrankungen vor.

Wichtig ist die Wahl der richtigen Sportart. Es sollte auf jeden Fall ein Ausdauersport sein, wie zum Beispiel Walking, Joggen, Schwimmen oder Fahrradfahren. Nicht geeignet sind dagegen Sportarten, bei denen nur kurzzeitige, aber schwere Belastungen gefordert sind, wie etwa beim Bodybuilding. Das Training sollte mindestens dreimal wöchentlich, am besten aber täglich stattfinden. Auch wenn Sie zu Beginn nicht so lang »durchhalten« – es lohnt sich, dabei zu bleiben! Steigern Sie langsam die Intensität und Dauer Ihrer Aktivität, und Sie werden schnell Erfolge spüren.

Regelmäßiger Sport, am besten eine Ausdauersportart, ist das beste Mittel, um Herz-Kreislauf-Erkrankungen vorzubeugen!

Die Erfolge sind messbar!

Auch bei der Kontrolle Ihrer Blutfettwerte sehen Sie schnell Veränderungen. Bei einer wöchentlichen Aktivität, die einem Energieverbrauch von 1200 bis 2200 Kilokalorien entspricht, können Sie das herzschützende HDL-Cholesterin um 2 bis 3 mg/dl erhöhen. In der Tabelle auf Seite 20 finden Sie Beispiele, wie Sie dieses Trainingsvolumen mit unterschiedlichen Sportarten erreichen können. Mit der Steigerung der körperlichen Aktivität steigt proportional auch der HDL-Wert. In einigen Studien konnten Erhöhungen des HDL um bis zu 8 mg/dl erreicht werden. Zusätzlich sanken die Triglyzeridwerte um 8 bis 20 mg/dl.

Sportliche Aktivität steigert den HDL-Wert, beeinflusst jedoch das Gesamt- und das LDL-Cholesterin kaum.

Die Wirkungsmechanismen, die bei regelmäßiger sportlicher Betätigung die Blutfettwerte beeinflussen, sind noch nicht endgültig geklärt. Vermutlich wird durch den Sport die Aktivität eines Enzyms gesteigert, das Fette (Triglyzeride) aus den im Blut zirkulierenden Lipoproteinpartikeln abspaltet, sodass sie schneller aus dem Blut entfernt werden können. Die Blutfettwerte sinken.

Es ist eindeutig erwiesen, dass »fittere« und trainierte Menschen bessere Blutfettprofile haben. Ihr Risiko, eine Herz-Kreislauf-Erkrankung zu entwickeln, ist wesentlich geringer.

Bewegung fördert das HDL-Cholesterin

Sportart	Kalorienverbrauch in einer halben Stunde	Dauer für den Verbrauch von 1200 kcal
Joggen (9 km/h)	300	2 Stunden
Schwimmen, Brust (20 m/min)	135	4 Stunden 25 Minuten
Spazierengehen (4 km/h)	39	15 Stunden 20 Minuten
Radfahren (10 km/h)	60	10 Stunden
Tanzen, Foxtrott	180	3 Stunden 20 Minuten
Gymnastik	115	5 Stunden 10 Minuten

Quelle: Schlieper, CA: Grundfragen der Ernährung. Hamburg 2000, S. 18

Fangen Sie klein an!

Generell gilt: Jede noch so kleine körperliche Aktivität ist besser als gar keine. Also lassen Sie öfter mal das Auto stehen und gehen Sie kürzere Strecken zu Fuß, steigen Sie Treppen, auch wenn der Fahrstuhl wartet.

Fall Sie mit Bus oder Bahn fahren, steuern Sie doch einfach erst die übernächste Haltestelle an und kombinieren Sie Auto mit Fahrrad oder Bahn mit Fahrrad.

Das richtige Körpergewicht

Mit dem Körpergewicht steigt das Risiko von Herz-Kreislauf-Erkrankungen deutlich. Ihr Gewicht können Sie anhand des so genannten Körper-Massen-Indexes (Body-Mass-Index = BMI) bewerten. Der BMI berechnet sich aus dem Körpergewicht und der Körpergröße.

Wie Sie Ihren BMI berechnen

$$\frac{\text{Körpergewicht (in kg)}}{\text{Körpergröße (in m) x Körpergröße (in m)}}$$

Beispiel:
Bei einer Größe von 1,80 m und einem Gewicht von 75 kg ergibt sich folgender Wert: BMI = 75 : (1,80 x 1,80) = 23

Der BMI ist altersabhängig. Junge Erwachsene beispielsweise sollten einen BMI zwischen 19 und 24 haben, für Ältere entspricht ein BMI zwischen 23 und 28 dem Normalgewicht.

Expertentipp

Ein BMI von 23 ist in jeder Altersklasse optimal bis akzeptabel.

BMI-Einteilung

ab 40	extremes Übergewicht
30 bis 39,9	Übergewicht
25 bis 29,9	leichtes Übergewicht
19 bis 24,9	Normalgewicht
18 bis 10,9	leichtes Untergewicht
16 bis 17,9	Untergewicht
unter 16	extremes Untergewicht

Weniger Übergewicht heißt weniger Risiko

Menschen, die einen zu hohen Body-Mass-Index haben, sollten langsam, aber dauerhaft abnehmen. Während einer Gewichtsreduktion, insbesondere bei Crashdiäten oder Fastenkuren, steigt der Cholesterinspiegel an, da viele Zellen und damit auch die cholesterinhaltigen Zellwände abgebaut werden. Nach einer gewissen Phase sinkt der Cholesterinspiegel dann wieder. Eine Gewichtsreduktion ist bei Übergewichtigen die beste Methode, um das Herz-Kreislauf-Risiko zu minimieren. Wenn Sie langsam, aber kontinuierlich abnehmen und dabei regelmäßig Sport treiben, werden Sie sich bald wie neugeboren fühlen!

Gesunde Ernährung

– oft die beste Medizin!

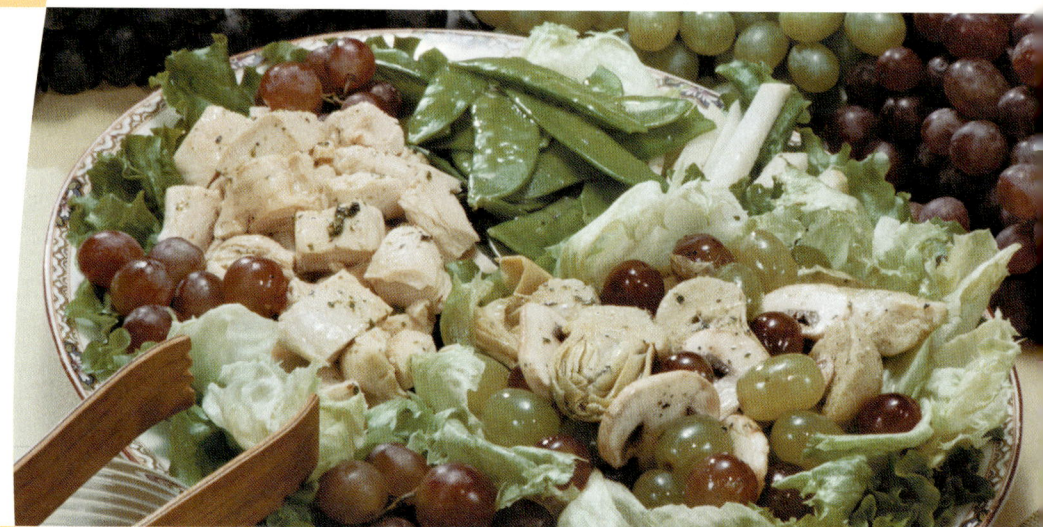

Unsere Ernährungsweise hat einen deutlichen Einfluss auf die Blutfette. Um einer Arteriosklerose sowie Folgeerkrankungen vorzubeugen, sollten Sie auf möglichst fettreduzierte, ballaststoffreiche Ernährung achten. Das heißt: Sehr fetthaltiges und nährstoffarmes Essen wie Fast Food oder Fertiggerichte sollten möglichst tabu sein!

Essen Sie cholesterinbewusst!

Die erste Maßnahme nach der Diagnosestellung »erhöhte Blutfette« ist immer eine Ernährungsumstellung. Dabei verordnet der Arzt noch keine Medikamente. Erst nach drei Monaten überprüft er die Blutfettwerte und stellt fest, ob die Einnahme von Lipidsenkern überhaupt noch notwendig ist. In der Regel ist dies nicht der Fall. Folgendes sollten Sie bei einer Ernährungsumstellung beachten:

Bitte achten Sie darauf: Diätetische Maßnahmen müssen lebenslang eingehalten werden!

Kohlenhydrate – am gesündesten in Verbindung mit Ballaststoffen

Kohlenhydrate haben keinen Einfluss auf den LDL-Spiegel, sie erhöhen aber die Triglyzeride. Das trifft insbesondere auf Zucker, zuckerhaltige Lebensmittel, aber auch mit Zuckeraustauschstoffen (z. B. Fruchtzucker) hergestellte Produkte zu. Süßstoffe enthalten keine Kohlenhydrate und haben keinerlei Einfluss auf den Cholesterin- oder Triglyzeridspiegel. Ballaststoffe sind zumeist reich an Kohlenhydraten. Wasserlösliche Ballaststoffe (insbesondere Plantago ovata Samenschalen, siehe Seite 34 ff.) senken den Cholesterinspiegel, außerdem binden Ballaststoffe in geringen Mengen Fett.

Ballaststoffreiche Lebensmittel – dazu zählen vor allem Obst, Gemüse, Salate und Vollkornprodukte – sind wahre Satt- und Schlankmacher.

Eiweiß – bevorzugen Sie die pflanzliche Form

Eiweiß, in der Fachsprache Protein genannt, hat keinen direkten Einfluss auf den Cholesterin- und Triglyzeridspiegel. Beachten Sie jedoch, dass viele eiweißreiche Lebensmittel auch gleichzeitig fettreich sind und dass tierische Produkte (außer Fisch) auch reichlich gesättigte Fettsäuren enthalten. Bei erhöhtem Cholesterinspiegel führen der Ersatz von tierischem Eiweiß durch Sojabohneneiweiß und die zusätzliche Gabe von Sojaeiweiß zu einer deutlichen Verringerung des LDL-Cholesterins.

Die durchschnittliche Eiweißzufuhr liegt in Deutschland bei fast 100 Gramm und damit gut doppelt so hoch, wie Ernährungsexperten empfehlen!

Fette – mit Vorsicht zu genießen!

Fett macht nicht nur fett, es erhöht auch die Blutfettwerte. Meist nehmen wir zu viel gesättigte Fettsäuren aus tierischen Produkten und zu viel schädliche Transfettsäuren aus frittierten Produkten auf. Ein- und mehrfach ungesättigte Fettsäuren sind wichtig zur Senkung der Blutfettwerte. Omega-3-Fettsäuren senken insbesondere die Triglyzeride. Die Eigenschaften von Fetten aus der Nahrung und jenen im menschlichen Stoffwechsel werden durch

Wussten Sie, dass die tägliche Fettaufnahme in Deutschland mindestens 30 Prozent über der von Experten empfohlenen Menge liegt?

ihre Fettsäurezusammensetzung bestimmt. Fettsäuren lassen sich nach ihrem Grad der Sättigung in gesättigte, einfach ungesättigte und mehrfach ungesättigte Fettsäuren unterteilen (mehr dazu auf Seite 26ff.).

Vitamine und Mineralstoffe

Der Körper kann Vitamine und Mineralstoffe nicht selbst herstellen, daher ist er auf die tägliche Zufuhr angewiesen. Zur Vorbeugung gegen Arteriosklerose tragen Vitamine und Mineralstoffe nur wenig bei. Um einen zu hohen Homocysteinspiegel zu verhindern, sollten Sie auf eine ausreichende Folsäure- und Vitamin-B_6-Zufuhr achten. Setzen Sie deshalb oft grünes Gemüse, das reich an Folsäure ist, auf den Speiseplan! In Studien hat sich gezeigt, dass es durch die Zufuhr von Chrom zur Erhöhung des HDL kommt. Die Einnahme eines Chrom-Zink-Präparates kann daher sinnvoll sein. Zink schützt das HDL gleichzeitig vor der schädlichen Oxidation.

Richtig trinken

Getränke haben nur selten Einfluss auf die Blutfette. Zuckerreiche Getränke wie Limonade oder Cola erhöhen jedoch die Triglyzeride im Blut. Das trifft auch auf Fruchtsaftgetränke und Fruchtnektar zu. Selbst der natürliche Zuckergehalt in Fruchtsäften kann zur Erhöhung der Triglyzeridwerte beitragen. Die tägliche Flüssigkeitsaufnahme sollte Ihrer Gesundheit zuliebe zu einem großen Teil aus Mineralwasser bestehen und bei rund zwei Litern liegen.

Kaffee

Es besteht kein Zusammenhang zwischen dem Genuss von Filterkaffee und der koronaren Herzkrankheit. Wenn Kaffee mit Filter zubereitet wird und das kochende Wasser nicht längere Zeit auf dem Kaffeemehl steht, ist mit keiner den Cholesterinspiegel erhöhenden Wirkung zu rechnen. Die Weltgesundheitsorganisation (WHO) empfiehlt, nicht mehr als vier Tassen Kaffee täglich zu trinken – das entspricht einem halben Liter Kaffee.

Alkohol – in Maßen genießen

Prinzipiell ist Alkohol ein Giftstoff, der im Übermaß getrunken zu vielen Krankheiten führen und süchtig machen kann. Alkohol erhöht erwiesenermaßen die Triglyzeride im Blut. In einigen Studien wurde jedoch nachgewiesen, dass Menschen, die keinen Alkohol trinken, eine höhere Sterblichkeit haben als Menschen, die täglich geringe Alkoholmengen zu sich nehmen. Das liegt insbesondere daran, dass Alkoholika den HDL-Spiegel erhöhen. Empfehlenswert ist aus ernährungsmedizinischer Sicht das täglich zum Essen in entspannter Atmosphäre getrunkene halbe Glas Weiß- oder besser Rotwein – das entspricht 125 Milliliter. Der Konsum von Alkohol sollte jedoch immer mit dem Arzt besprochen werden!

Vorsicht !

Zu viel Alkohol erhöht den Blutdruck und damit auch das Risiko, einen Herzinfarkt oder Schlaganfall zu erleiden! Hochprozentige Alkoholika sollten prinzipiell gemieden werden.

Was Sie bevorzugt essen sollen und was weniger

Kohlenhydrate	reichlich, vor allem in Form von Vollkornprodukten
Zucker	wenig, keine Zuckeraustauschstoffe, stattdessen Süßstoffe
Ballaststoffe	mindestens 35 Gramm täglich; zusätzlich Ballaststoffkonzentrate zu den Mahlzeiten (Plantago ovata Samenschalen in Kombination mit Artischockenkonzentrat)
Eiweiß	moderat – täglich Sojaprodukte
Fett	moderat
Gesättigte Fettsäuren	möglichst wenig
Einfach ungesättigte Fettsäuren	moderat – täglich Oliven- oder Rapsöl
Mehrfach ungesättigte Fettsäuren	nach Bedarf – ausschließlich Diät- oder Diäthalbfettmargarine als Aufstrichfett
Phytosterine	täglich – phytosterinhaltige Diäthalbfettmargarine (z. B. *becel pro-activ*)
Transfettsäuren	keine (keine frittierten Speisen oder billige Margarine)
Cholesterin	200 bis 300 mg

Expertentipp

Versuchen Sie, tierische Fette wie z. B. fettes Fleisch oder Wurst zu reduzieren, und kaufen Sie Diätmargarine statt Butter. Essen Sie möglichst fettarme Milchprodukte. Fisch, Gemüse, Hülsenfrüchte, Obst und Vollkornprodukte sollten möglichst häufig auf Ihrem Speiseplan stehen!

Eine wichtige Wahl:

die richtige Fettsäure

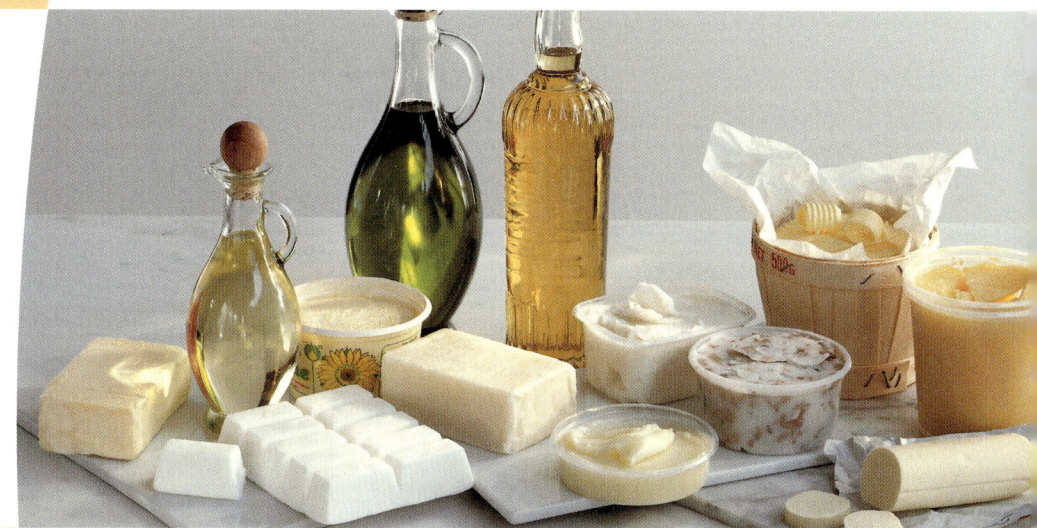

*F*ette gelten als Dickmacher und Verursacher einer ganzen Reihe von Erkrankungen. Diese Sichtweise ist nicht falsch, jedoch zu einseitig. Fette nehmen viele lebenswichtige Funktionen in unserem Körper wahr. Im Hinblick auf die Verursachung von Herz-Kreislauf-Erkrankungen unterscheiden sich die einzelnen Fette jedoch erheblich!

Zu viel Fette sind ungesund

Fette sind lebensnotwendig für unseren Körper: Sie sind Träger der fettlöslichen Vitamine, Bau- und Schutzstoffe, Ausgangsstoff für Signalsubstanzen wie beispielsweise die Eicosanoide (siehe Seite

38 ff.) und nicht zuletzt eine wichtige Energiereserve. Dennoch: Die Deutschen essen generell zu fett. Meist ist zusätzlich auch die Zusammenstellung der Fette für unseren Organismus ungünstig. Die gesamte Fettzufuhr sollte nicht mehr als 30 Prozent der Energiezufuhr ausmachen. Der tägliche Fettverzehr liegt in Deutschland allerdings bei durchschnittlich 150 Gramm, das bedeutet, dass etwa 40 Prozent der Gesamtkalorienmenge aus Fett stammen. Auch die gefäßschützenden Fette sind nur gesund, solange wir nicht zu viel davon verzehren.

Achten Sie bei Ihrer Ernährung darauf, dass Sie mehr gesunde, dafür aber weniger schädigende Fettsäuren zu sich nehmen. Doch welche Fette, welche Fettsäuren sind nun die richtigen?

Was sind eigentlich Fettsäuren?

Das typische Fettmolekül ist zusammengesetzt aus einem Glyzerinteil und drei Fettsäuren in der Form eines dreizinkigen Kammes. Biochemiker bezeichnen diese Fette als Triglyzeride oder Neutralfette. Die darin enthaltenen Fettsäuren unterscheiden sich in ihrer chemischen Struktur. Diese Fettsäuren bestimmen, wie das Fett die Blutfettwerte und damit unsere Gesundheit beeinflusst.

Man unterscheidet die Fettsäuren nach der Anzahl ihrer Kohlenstoffatome – der so genannten »Kettenlänge« – und nach der Zahl der Doppelbindungen im Molekül. Liegen keine Doppelbindungen vor, spricht man von gesättigten Fettsäuren, während ungesättigte Fettsäuren eine oder mehrere Doppelbindungen aufweisen. Doppelbindungen führen zu einem »Knick« in der Kohlenstoffkette der Fettsäure. Dadurch sinkt der Schmelzpunkt, das Fett wird »flüssiger«. Anhand ihrer Beschaffenheit können Sie Fette mit vielen gesättigten Fettsäuren von solchen mit mehr ungesättigten Fettsäuren unterscheiden.

Doch wie unterscheiden sich die Fettsäurearten im Einzelnen voneinander und welchen Einfluss haben sie jeweils auf die Blutfettwerte?

Egal, wie günstig der Einfluss auf die Blutfettwerte auch sein mag, zu viel Fett ist für den Körper schädlich.

Folgende Faustregel gilt: Sind Fette bei Zimmertemperatur fest, wie beispielsweise Kokosfett, so enthalten sie viele gesättigte Fettsäuren. Sind sie dagegen auch noch im Kühlschrank flüssig, wie viele pflanzliche Öle, so sind die enthaltenen Fettsäuren zum größten Teil ungesättigt.

Gesättigte Fettsäuren – möglichst vermeiden!

Die gesättigten Fette haben den stärksten Einfluss auf das Cholesterin. Gesättigte Fettsäuren kommen hauptsächlich in tierischen Lebensmitteln vor. Diese Fettsäuren sind für den Körper überflüssig: Sie erfüllen zwar wichtige Aufgaben im Körper, der Organismus kann sie aber bei Bedarf selbst herstellen. Daher müssen wir sie nicht mit der Nahrung zuführen. Gesättigte Fette erhöhen vor allem die Menge des schädlichen LDL-Cholesterins und der Triglyzeride im Blut. Lebensmittel mit einem hohen Gehalt an gesättigten Fettsäuren sollten Sie daher eher meiden. Dies sind vor allem Nahrungsmittel, die tierische Fette enthalten.

Lebensmittel mit einem hohen Anteil gesättigter Fettsäuren:

- Schweineschmalz
- Sahne und Crème fraîche
- Mayonnaise
- Butter
- fettreiche Wurst- und Käsesorten
- Kokosfett

Ihrem Cholesterinspiegel zuliebe sollten Sie darauf achten, möglichst wenig tierische Fette zu sich zu nehmen.

Tierische Fette können Sie häufig durch pflanzliche ersetzen: Verwenden Sie als Streichfett Margarine statt Butter, Oliven- oder Sonnenblumenöl zum Braten, ersetzen Sie Butter oder Butterschmalz beim Backen durch Margarine oder Pflanzenöl.

Einfach ungesättigte Fettsäuren schützen Ihr Herz

Einfach ungesättigte Fettsäuren haben sich in den letzten Jahren einen wichtigen Platz in der herzgesunden Ernährung erobert. Sie sind vor allem in Oliven-, Raps- und Distelöl enthalten. Studien ergaben, dass in Mittelmeerländern, wo vorwiegend mit Olivenöl gekocht wird, Herz-Kreislauf-Erkrankungen viel seltener auftreten! Der Grund: Einfach ungesättigte Fettsäuren senken das LDL-Cholesterin und die Triglyzeridwerte, außerdem erhöhen sie das schützende HDL-Cholesterin. Besonders Oliven- oder Rapsöl sollten Sie vermehrt in Ihren Speiseplan einbauen. Neben den einfach ungesättigten Fettsäuren enthalten diese Öle auch mehrfach ungesättigte Fettsäuren und viele sekundäre Pflanzenstoffe, die das Herz schützen.

Mehrfach ungesättigte Fettsäuren

Mehrfach ungesättigte Fettsäuren gehören zu den essenziellen Nährstoffen. Das bedeutet, dass unser Körper sie entweder gar nicht oder nur in eingeschränkter Menge selbst bilden kann. Wir müssen sie mit der Nahrung zuführen. Je nach Struktur unterscheidet man zwei wichtige Gruppen mehrfach ungesättigter Fettsäuren: die Omega-6- und die Omega-3-Fettsäuren. Die Ziffer beschreibt die Position der Doppelbindung in der Fettsäure.

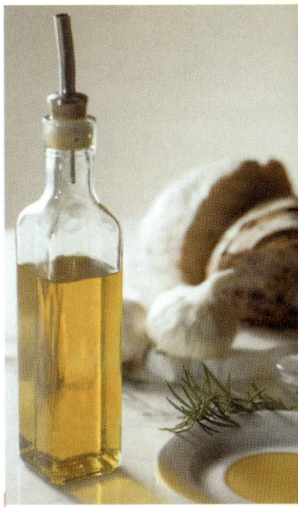

Omega-6-Fettsäuren

Der Hauptvertreter der Omega-6-Fettsäuren ist die essenzielle Linolsäure. Sie ist in fast allen Pflanzenkeimen enthalten. Reichhaltige Quellen dieser Fettsäure sind daher Sonnenblumen-, Distel- und Sojaöl. Linolsäure kann im menschlichen Körper in mehreren Schritten verlängert werden und weitere Doppelbindungen erhalten. So entstehen aus ihr weitere Vertreter der Omega-6-Fettsäuren wie beispielsweise Arachidonsäure.

Omega-3-Fettsäuren

Besonders günstig unter den mehrfach ungesättigten Fettsäuren sind die Omega-3-Fettsäuren. Diese finden sich vor allem in Fisch und Fischölen. Sie kommen aber auch in Pflanzen vor. Die essenzielle Alpha-Linolensäure ist in Leinöl, Sojaprodukten, Rapsöl und Nüssen enthalten. Auch sie wird im Körper in längerkettige Omega-3-Fettsäuren umgebaut.

Fischöle aus fettreichen Fischsorten wie Lachs, Hering oder Makrele enthalten direkt die langkettigen Omega-3-Fettsäuren. Hierzu zählen die Eicosapentaensäure und Docosahexaensäure. Sie fördern die Fließeigenschaften des Blutes, senken den Blutdruck und auch die Blutfettwerte. Auf Seite 38 ff. erfahren Sie mehr über die besondere Bedeutung der Omega-3-Fettsäuren.

Olivenöl ist gut bekömmlich, senkt das LDL-Cholesterin und die Triglyzeride. Da es vor allem in den Mittelmeerländern viel verwendet wird, spricht man auch von »mediterraner Diät».

Mehrfach ungesättigte Fettsäuren senken das schädliche LDL-Cholesterin und die Triglyzeride im Blut. Auf die Menge des HDL-Cholesterins haben sie dagegen keinen Einfluss.

Wichtig ist das Mengen-verhältnis der Omega-6- zu den Omega-3-Fetten in der Nahrung. Den besten Effekt für die Gesundheit hat ein Ver-hältnis von 1:5. Die durchschnittlichen Er-nährungsgewohnheiten der Deutschen ergeben jedoch einen Wert von 1:50!

Transfettsäuren kommen in der Natur nur selten vor. Sie entstehen durch Bakterientätigkeit im Pansen von Wieder-käuern in geringer Menge und sind daher – in sehr schwacher Konzentration – in den entsprechenden Pro-dukten wie Milch, Butter, Rindfleisch und Rinder-fett zu finden.

Vorsicht bei oxidierten mehrfach ungesättigten Fettsäuren!

Frühere Empfehlungen lauteten, möglichst viele mehrfach unge-sättigte Fettsäuren in den Speiseplan einzubauen. Heute weiß man, dass die mehrfach ungesättigten Fettsäuren auch ein Problem mit sich bringen: Durch ihre vielen Doppelbindungen werden sie leicht oxidiert. Die Oxidation findet sowohl an der Luft statt, wodurch die Öle ranzig werden, aber auch im Blut. Die oxidierten Fette verlieren ihre positiven Eigenschaften und können dem Körper sogar scha-den. Verwenden Sie also nur so viel mehrfach ungesättigte Fettsäu-ren, um Ihren Bedarf zu decken.

Transfettsäuren – Gefahr für die Gesundheit!

Natürlich entstandene ungesättigte Fettsäuren bekommen durch die Doppelbindung einen »Knick«, der ihre Beweglichkeit erhöht und auch ihre positiven Wirkungen auf die Blutfettwerte ausmacht. Bei der chemischen Fetthärtung entstehen als unerwünschte Ne-benprodukte die so genannten Transfettsäuren. Bei diesen Fett-säuren ist die chemische und damit auch die räumliche Struktur verändert. Sie sind zwar ungesättigt, verhalten sich jedoch physika-lisch und ernährungsphysiologisch völlig anders. Sie erhöhen deut-lich das gefäßschädigende LDL-Cholesterin. In diesem Effekt sind sie den gesättigten Fettsäuren vergleichbar. Neuere Studien zeigen zudem eine bedeutende Senkung des schützenden HDL-Choleste-rins durch Transfettsäuren.

Transfettsäuren sind in größeren Konzentrationen nur in Fetten enthalten, die chemisch gehärtet wurden. Dies erkennen Sie an der Zutatenliste. Vor allem Fertigprodukte wie beispielsweise Blätter-teig sind »Transfettsäuren-Fallen«, ebenso Frittiertes.

Die ideale Fettzusammensetzung in unserem Speiseplan

Die tatsächliche Fettaufnahme weicht nicht nur in der Gesamt-menge deutlich von den Empfehlungen der Deutschen Gesellschaft für Ernährung (DGE) e.V. ab. Auch in der Zusammensetzung der Fette, der Menge der einzelnen Fettsäuren, zeigen sich deutliche

Unterschiede. Wir nehmen vor allem zu viele gesättigte, aber zu wenig mehrfach ungesättigte Fettsäuren zu uns!

Die folgende Tabelle zeigt die Empfehlungen der DGE und die tatsächliche Aufnahme, wie sie der Ernährungsbericht 2000 ausweist:

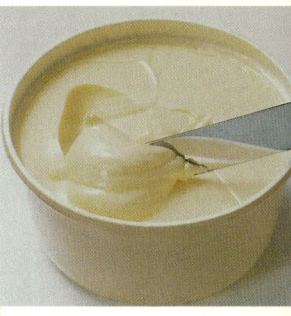

	Anteil an der Gesamtenergiezufuhr	
	Soll	Ist
Gesamtfettmenge	30 %	36 %
Gesättigte Fettsäuren	7–10 %	14,5 %
Einfach ungesättigte Fettsäuren	10–15 %	13,5 %
Mehrfach ungesättigte Fettsäuren	7–10 %	5,5 %
Cholesterin	200 mg/d	340 mg/d

Diät- und Reformmargarinen sind frei von schädlichen Transfettsäuren oder gehärteten Fetten.

Empfehlenswert ist es daher, mindestens 5 Prozent der gesättigten Fettsäuren durch einfach und mehrfach ungesättigte Fettsäuren zu ersetzen. Achten Sie auch darauf, Ihren gesamten Fettverzehr gering zu halten. Transfettsäuren sollten Sie möglichst völlig vermeiden. Verwenden Sie also ausschließlich Diät- oder Reformmargarinen als Aufstrichfett und vermeiden Sie Fertigprodukte.

Verwenden Sie:

Möglichst keine Transfettsäuren	
Möglichst wenig gesättigte Fettsäuren	
moderat einfach ungesättigte Fettsäuren	Täglich 1 bis 3 Esslöffel Raps- oder Olivenöl
Ausreichend mehrfach ungesättigte Fettsäuren	1 bis 2 Esslöffel Diät- oder Reformmargarine mit 50 Prozent Linolsäure oder 2 Esslöffel Halbfettmargarine mit Phytosterinen

Durch eine Reduktion der Fettaufnahme um 10 Energieprozent und eine Verminderung der Zufuhr gesättigter Fettsäuren um etwa 6 Prozent kann das Gesamtcholesterin um über 12 Prozent gesenkt werden.

Allein durch diese Umstellung können Sie Ihren Cholesterinspiegel um 10 Prozent und damit Ihr Herzinfarktrisiko um 20 Prozent senken!

Naturstoffe senken
risikolos den Cholesterinspiegel

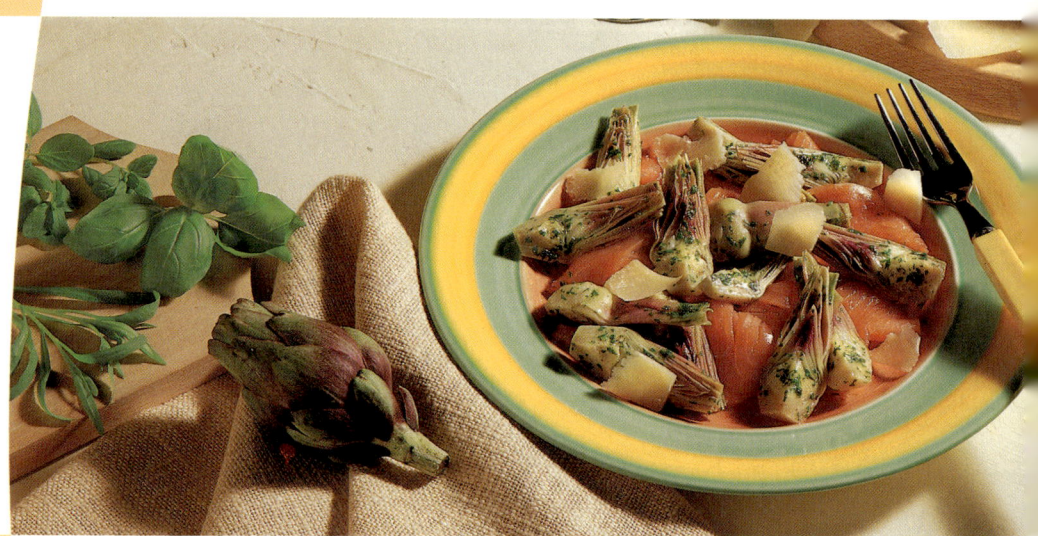

*D*ie Natur bietet eine ganze Anzahl von Stoffen, mit deren Hilfe Sie den Cholesterinspiegel wirkungsvoll senken können – ganz ohne Medikamente. Bereits kurze Zeit nach der Ernährungsumstellung werden Sie deutlich verbesserte Blutfettwerte bei sich feststellen!

Artischocke: ein doppeltes Plus für Ihre Blutfette

Die als Gemüse verzehrten Artischocken sind die Blütenköpfe einer Distelart *(Cynara scolymus)*, die ursprünglich aus Nordafrika stammt. Essbar sind die unteren Teile der Blätter und die Blütenböden.

Traditionell werden Artischocken als Vorspeise üppiger Mahlzeiten gereicht, da sie die Fettverdauung verbessern. Inzwischen sind die verdauungsfördernden Eigenschaften der Artischocke gut erforscht. Sie enthält einen ganzen Cocktail von Wirkstoffen, welche die Gallenblase und die Leber anregen. Diese Stoffe finden sich nur in den Blättern der Artischocken. Aus ihnen wird auch der hoch konzentrierte Artischockenextrakt gewonnen.

Welche Wirkung hat der Artischockenextrakt?

Den Cholesterinspiegel beeinflussen die Inhaltsstoffe der Artischocke gleich zweifach: Zum einen hemmen sie in der Leber die Cholesterinsynthese. Dieser Effekt ist vor allem auf den Wirkstoff Cyranosid zurückzuführen. Im Körper wird daraus die hochwirksame Substanz Luteolin freigesetzt. Dieser Wirkstoff hemmt ein Enzym, das die Leber zur Herstellung von Cholesterin benötigt, das heißt, der Körper produziert weniger Cholesterin.

Zum anderen wirkt Artischockenextrakt stark anregend auf Leber und Gallenblase. Wesentliche Bestandteile der von der Leber gebildeten Gallenflüssigkeit sind Cholesterin sowie cholesterinreiche Gallensäuren. Die Gallenflüssigkeit spaltet das Fett der Nahrung in winzige Tröpfchen. Dadurch können die Verdauungsenzyme das Fett besser aufschließen, damit es in den Körper aufgenommen werden kann. Der Artischockenextrakt erhöht in der Leber die Neubildung von Gallensäuren und stimuliert die Ausschüttung von gespeicherter Gallenflüssigkeit aus der Gallenblase in den Darm. Diese Wirkung der Artischocke wird auch als »choleretischer Effekt« bezeichnet. Durch Artischockenextrakt können das Gesamt- und das LDL-Cholesterin um etwa 20 Prozent gesenkt werden.

Ein weiteres Plus für Ihre Gesundheit: Artischockenextrakt wirkt stark antioxidativ. Durch ihn wird die Umwandlung der LDL-Partikel in ihre oxidierte Form, das oLDL, vermindert. Dieses scheint nach neueren Untersuchungen besonders stark die Bildung von Arteriosklerose zu fördern. Artischockenextrakt ist also ein wichtiger Schutzfaktor für Herz und Blutgefäße.

Empfohlene Dosierung

Artischockenextrakt ist in der Apotheke erhältlich. Als tägliche Einnahmemenge werden 6 Gramm der getrockneten, zerkleinerten Blätter empfohlen.

Wahre Multitalente: wasserlösliche Ballaststoffe

Ballaststoffe sind ein Geschenk der Natur: Sie enthalten praktisch keine Kalorien, sättigen aber anhaltend und fördern die Verdauung. Ballaststoffreiche Nahrung senkt das Risiko für bestimmte Krebsarten sowie für Herz- und Kreislauf-Erkrankungen. Allerdings nehmen die Menschen hierzulande täglich nur etwa zwei Drittel der mindestens empfohlenen 30 g Ballaststoffe auf, wie der Ernährungsbericht 2000 der Deutschen Gesellschaft für Ernährung zeigt. Vor allem die wasserlöslichen Ballaststoffe bieten eine effektive Möglichkeit, den Cholesterinspiegel zu senken. Diese besondere Art der Ballaststoffe bildet mit Wasser viskose, d.h. zähflüssige Lösungen, während wasserunlösliche Ballaststoffe aufquellen.

Unerreicht in der Wirkung: Plantago ovata Samenschalen

Wasserlösliche Ballaststoffe sind in vielen Lebensmitteln enthalten, meist aber nur in geringen Mengen. Um eine dauerhafte Cholesterinsenkung zu erzielen, ist die regelmäßige Einnahme einer recht hohen Dosis nötig. Dies läßt sich allein über herkömmliche Lebensmittel kaum erreichen. Die nötigen Mengen an Haferkleie, Leinsamen und ähnlichen »Ballaststoffbomben« ließen Ihren Speiseplan schnell eintönig werden!

Mit 7 g Plantago ovata Samenschalen können Sie den gleichen Effekt erzielen wie mit dem Verzehr von 100 g Haferkleie!

Doch die Natur hält noch eine weit effektivere Möglichkeit bereit: Plantago ovata Samenschalen können das Gesamtcholesterin um etwa 10 Prozent senken. Dabei wird vor allem das gefäßschädigende LDL-Cholesterin vermindert, das schützende HDL-Cholesterin bleibt dagegen unverändert. *Plantago ovata* ist eine asiatische Spitzwegerichart, deren Samen als Flohsamen bezeichnet werden. In den sie umgebenden Schalen sind die gesunden Ballaststoffe extrem hoch konzentriert: Plantago ovata Samenschalen bestehen zu 71 Prozent aus wasserlöslichen Ballaststoffen – kein anderer Stoff in der Natur enthält eine ähnlich hohe Konzentration!

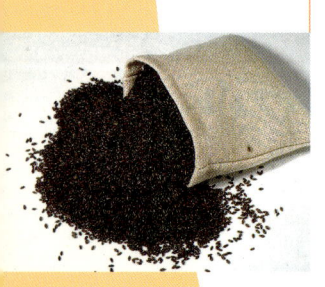

Welchen Effekt haben wasserlösliche Ballaststoffe?

Die Wirkungsweise der wasserlöslichen Ballaststoffe ist einfach und genial: Sie können cholesterinreiche Gallensäuren im Dickdarm binden und verhindern so ein »Recycling« dieser Gallensäuren.

Die Umwandlung von Cholesterin in Gallensäuren und deren Abgabe in den Darm ist die einzige Möglichkeit des Körpers, Cholesterin zu »entsorgen« und auszuscheiden. Dies ist vor allem mit Hilfe von wasserlöslichen Ballaststoffen möglich, die durch die Bindung von Gallensäuren im Dickdarm deren Wiederverwertung verhindern.

So wird Cholesterin im Körper »recycelt«

Täglich werden in der Leber etwa 600 bis 800 ml cholesterinreiche Gallenflüssigkeit gebildet, die etwa 10 g Gallensäuren pro Liter enthält. Gespeichert wird die Gallenflüssigkeit in der Gallenblase. Die Gallenflüssigkeit verteilt das Fett der Nahrung in feine Tröpfchen. So können die Verdauungsenzyme das Fett besser spalten, damit es in den Körper aufgenommen werden kann. Bei jeder Nahrungsaufnahme, vor allem bei fettreichem Essen, wird daher Gallenflüssigkeit aus der Gallenblase abgegeben.

Ist die Verdauung abgeschlossen, werden die Gallensäuren nicht einfach mit dem Stuhl ausgeschieden, sondern »recycelt«. Sie werden zurück zur Leber transportiert und wieder in die Gallenblase geschleust, wo sie bis zur nächsten Mahlzeit gespeichert werden. Auf diese Weise wird kein Cholesterin, dessen Synthese für den Körper besonders aufwändig ist, »verschwendet«. Doch da die meisten Menschen hierzulande ohnehin über die Nahrung ein Vielfaches der nötigen Cholesterinmenge aufnehmen, steht der Körper eher vor einem Entsorgungsproblem. Die Sparmaßnahmen, ehemals überlebensnotwendig, bedingen nun, dass überschüssiges Cholesterin nicht ausreichend aus dem Körper entfernt werden kann.

Über die Galle gelangen täglich 2 bis 4 g cholesterinreiche Gallensäuren in den Darm. Diese werden – ohne die Einnahme von wasserlöslichen Ballaststoffen – zu etwa 90 Prozent wieder zurückgeholt und gespeichert.

Die wasserlöslichen Ballaststoffe unterbrechen den Kreislauf der Gallensäuren. Aufgrund ihrer speziellen chemischen Struktur können sie Gallensäuren im Darm binden und verhindern damit ihre Wiederaufnahme in den Körper. So wird die Ausscheidung von Gallensäuren und dadurch indirekt auch die Ausscheidung von Cholesterin extrem erhöht. Um genügend Gallensäuren für die Fettverdauung bereitstellen zu können, ist der Körper gezwungen, Cholesterin aus dem Blut für die Herstellung heranzuziehen. Die Folge: Der Cholesterinspiegel sinkt.

Da die wasserlöslichen Ballaststoffe insbesondere das LDL-Cholesterin, nicht aber das HDL-Cholesterin senken, sind sie vielen Lipidsenkern aus der Pharmaindustrie in therapeutischer Hinsicht deutlich überlegen.

Neben den Gallensäuren binden wasserlösliche Ballaststoffe auch in geringerem Ausmaß Cholesterin und andere Fettsubstanzen.

Einnahmeform und Dosierung von Plantago ovata

Einen Effekt von Flohsamenschalen auf die Blutfettwerte können Sie erst nach sechs bis acht Wochen erwarten. Um eine Wirkung zu erzielen, sollten Sie zwei- bis dreimal täglich fünf Gramm Plantago ovata Samenschalen zu sich nehmen. Wichtig ist die Einnahme zu den Hauptmahlzeiten: Nur zu dieser Zeit kann Plantago seine Wirkung voll entfalten, denn nur dann befinden sich im Darm viele Gallensäuren. Plantago-Präparate sind in Deutschland in Apotheken rezeptfrei erhältlich.

Sie erhalten die Samenschalen in Form eines Granulats, das in Getränke eingerührt werden kann. Diese Einnahmeform ist günstig, da sie gleichzeitig Flüssigkeit zuführt. Bei der Aufnahme von Ballaststoffen in solch konzentrierter Form ist es wichtig, genügend zu trinken. Nicht zu empfehlen ist der Verzehr der unzerkleinerten Samenschalen. Erst durch die Zerkleinerung werden die wasserlöslichen Ballaststoffe freigesetzt und können vollständig wirken.

Plantago ovata Samenschalen sind ideale Partner für Artischockenpräparate. Artischockenextrakt bewirkt eine vermehrte Ausscheidung von Gallensäuren in den Darm, wo sie von Plantago-Präparaten gebunden und ausgeschieden werden.

Plantago ovata verbessert die Cholesterinwerte

- Plantago ovata Samenschalen senken das Gesamtcholesterin um durchschnittlich 3 bis 10 Prozent und das gefäßschädigende LDL-Cholesterin um 8 bis 10 Prozent. Das nützliche HDL senken sie jedoch nicht.
- Dosierung: zwei- bis dreimal täglich 5 Gramm zu den Mahlzeiten mit ausreichend Flüssigkeit einnehmen.
- Plantago ovata Samenschalen gibt es freiverkäuflich in Apotheken.

Plantago ovata: ideal für Diabetiker

Für Diabetiker sind Plantago-Präparate besonders geeignet. Bei ihnen konnten unter der Verwendung von Plantago ovata Samenschalen deutlich höhere Senkungen des Cholesterinspiegels erzielt werden, und zwar sowohl des LDL- als auch des Gesamtcholesterins zwischen 9 und 20 Prozent. Neben der Reduktion des Cholesterins haben die wasserlöslichen Ballaststoffe für Diabetiker noch einen weiteren positiven Aspekt: Sie führen zu einer Abschwächung des Blutglukoseanstiegs nach dem Essen und zu einer allgemeinen Senkung des Blutglukosespiegels.

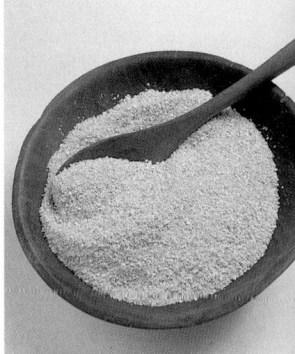

Auch Haferkleie enthält wasserlösliche Ballaststoffe, wenn auch in geringerer Konzentration.

Plantago ovata Samenschalen als Lebensmittelzusatz

Die amerikanische Lebensmittelbehörde hat Flohsamenschalen bereits 1998 als wirksames Mittel im Kampf gegen das erhöhte Cholesterin anerkannt. In den USA werden Lebensmittel wie Frühstückscerealien, z. B. Cornflakes, mit Plantago ovata Samenschalen angereichert. In Deutschland ist dies noch nicht der Fall. Hier werden Flohsamenpräparate bisher vor allem zur Stuhlauflockerung bei Verstopfung, aber auch bei Durchfall und zur Linderung von Reizdarmsymptomen eingesetzt.

Fischöl: Fett, das die Adern schützt

Bereits im Jahr 1944 stellte der britische Biochemiker Dr. Hugh Sinclair fest, dass bei den in Kanada lebenden Eskimos äußerst selten Herz-Kreislauf-Erkrankungen auftraten. Während in den westlichen Industrieländern jeder zweite Mensch an den Folgen dieser typischen Zivilisationskrankheit stirbt, sind es bei den Eskimos nur etwa sieben Prozent. Schon Dr. Sinclair vermutete, dass der Grund für diesen Herzschutz in der fischreichen Nahrung der Eskimos zu suchen sei. Doch erst in den 1970er Jahren begann man, der Sache auf den Grund zu gehen. Heute ist bekannt, dass das Fett, das die Eskimos über Fisch und Robbenfleisch zu sich nehmen, einen großen Anteil an Omega-3-Fettsäuren enthält. Diese Fettsäuren wurden inzwischen intensiv untersucht.

Die Omega-3-Fettsäuren EPA und DHA

Zur Beeinflussung des Triglyzeridspiegels stehen bisher nur wenig Medikamente zur Verfügung. Umso wichtiger ist es, auf natürlichem Weg dieses Risiko zu senken.

Zu den Omega-3-Fettsäuren zählen die Eicosapentaensäure und die Docosahexaensäure, abgekürzt als EPA und DHA. Diese beiden Fettsäuren sind besonders langkettig und werden auch als Eicosane bezeichnet. Sie können vom menschlichen Körper nicht selbst hergestellt werden, sind also essenziell. Der Mensch hat auch keine Möglichkeit, die Eicosane im Körper zu speichern. Sie müssen deshalb regelmäßig, am besten täglich, mit der Nahrung zugeführt werden.

Was bewirken Omega-3-Fettsäuren?

Eicosane (oder Omega-3-Fettsäuren) können die Cholesterin- und Triglyzeridwerte in hohem Maß senken. Erhöhte Triglyzeride sind vor allem in Verbindung mit niedrigen HDL-Werten ein ernst zu nehmender Risikofaktor für Herz-Kreislauf-Erkrankungen. Bereits bei Triglyzeridwerten über 200 mg/dl steigt das Erkrankungsrisiko dramatisch an.
Studien belegen, dass der triglyzeridsenkende Effekt der Omega-3-Fettsäuren desto ausgeprägter ist, je höher die Triglyzeridwerte zu

Beginn der Therapie waren. Am wirksamsten sind die Eicosane bei Triglyzeridwerten über 200 mg/dl. In diesem Fall können Omega-3-Fettsäuren vereinzelt eine Senkung der Triglyzeride um bis zu 48 Prozent bewirken! Durchschnittlich erreichen Sie durch die Einnahme von Eicosanen eine Absenkung der Triglyzeridwerte um 20 bis 25 Prozent. Das Gesamtcholesterin wird um etwa 10 Prozent gesenkt.

Wirkung von Omega-3-Fettsäuren

Die Wirkung von Omega-3-Fettsäuren wurde in mehreren Untersuchungen bestätigt.

- Mehr als 300 Patienten mit erhöhten Blutfettwerten erhielten sieben Jahre lang regelmäßig entweder ein Omega-3-Fettsäure-Konzentrat oder ein unwirksames Scheinmedikament. Bei der ersten Gruppe wurden die Triglyzerid- und Gesamtcholesterinwerte deutlich gesenkt. Auch das Verhältnis des schädlichen LDL zum schützenden HDL verbesserte sich.
- In einer weiteren Studie erhielten mehr als 11.000 Patienten, die drei Monate zuvor einen Herzinfarkt erlitten hatten, über dreieinhalb Jahre täglich entweder Kapseln mit 1 g Omega-3-Fettsäuren oder ein Scheinmedikament (Placebo). Bei den Omega-3-Patienten sank das Gesamtsterberisiko um 20 Prozent gegenüber der Placebo-Gruppe. Das Risiko des Todesfalls durch einen Herzinfarkt oder Schlaganfall wurde durch die Einnahme von Omega-3-Fettsäuren sogar um 30 Prozent verringert! Das generelle Risiko einer koronaren Herzkrankheit sank um 15 Prozent.
- Durch die Einnahme von Omega-3-Fettsäure-Präparaten konnte eine deutliche Abschwächung des Triglyzeridanstiegs nach dem Essen erzielt werden. Gerade die hohen Triglyzeridwerte nach der Nahrungsaufnahme haben ein hohes Gefährdungspotential.

Die Eicosane greifen an mehreren Stellen in den Fettstoffwechsel des Körpers ein:

- In der Leber hemmen sie die Herstellung von Neutralfetten und Lipoproteinen.
- Der Abbau der Lipoproteine in den Adern und in der Leber wird beschleunigt.
- Omega-3-Fettsäuren hemmen auch den Abbau von Fett im Körpergewebe (Lipolyse). Durch die Lipolyse werden aus dem Körperfett Fettsäuren abgespalten und ins Blut abgegeben. Die Leber filtert die Fettsäuren aus dem Blut heraus. In der Leber werden daraus neue Fette gebildet, die in Lipoproteine eingebaut und erneut ans Blut abgegeben werden. Durch die Hemmung der Lipolyse unter der Einnahme von Omega-3-Fettsäuren enthalten die in der Leber gebildeten Lipoproteine weniger Triglyzeride.

Omega-3-Fettsäuren stellen auch für Diabetiker eine sinnvolle Nahrungsergänzung dar, da sie die Glukosetoleranz nicht verschlechtern.

Sind Eicosane auch wirksam bei Diabetes mellitus?
Sollten Sie Diabetiker sein, sind Omega-3-Fettsäuren für Sie eine besonders sinnvolle Nahrungsergänzung. Bis zu 60 Prozent der Diabetiker leiden unter erhöhten Blutfettwerten, die bei 80 Prozent durch eine Erhöhung der Triglyzeride bedingt ist. Bei ihnen sind verschiedene Stoffwechselwege gestört, die zu den erhöhten Blutfettwerten führen. Die Omega-3-Fettsäuren greifen in den Fettstoffwechsel ein und wirken damit genau den Defekten entgegen, die bei Diabetes mellitus bestehen. Mittlerweile ist auch erwiesen, dass Fischöl zu keiner Verschlechterung der Glukosetoleranz führt.

Die Schutzwirkung der Omega-3-Fettsäuren vor Herz-Kreislauf-Erkrankungen geht weit über ihre Fähigkeit, die Blutfettwerte zu verbessern, hinaus:
- Omega-3-Fettsäuren werden in die roten Blutkörperchen eingebaut und helfen, diese gut verformbar zu halten. So können sie auch durch kleinste Blutgefäße fließen, die allgemeine Durchblutung wird dadurch verbessert.
- Aus Omega-3-Fettsäuren werden Botenstoffe hergestellt. Diese verringern die Zusammenballung von Blutplättchen und hemmen so die Bildung von Blutgerinnseln (Thromben) in den Adern. Auch

bereits gebildete Thromben werden unter dem Einfluss von Omega-3-Fettsäuren wieder entfernt.

- Omega-3-Fettsäuren regen die Bildung von Stickstoffmonoxid an, einem Stoff, der die Adern erweitert. Auch dies verbessert die Durchblutung und senkt zusätzlich den Blutdruck.
- Omega-3-Fettsäuren wirken entzündungshemmend, was bei der Therapie von Gicht, Arthrose, Neurodermitis und anderen entzündlichen Erkrankungen genutzt wird.

Welche Nahrungsmittel sind reich an Eicosanen?

Die Eicosane sind in größeren Mengen fast ausschließlich in fettreichen Kaltwasserfischen enthalten. Die besten Quellen sind Hering, Makrele, Lachs und Thunfisch. Um Omega-3-Fettsäuren in ausreichender Menge aufzunehmen, müssten Sie wöchentlich zwei Mahlzeiten mit jeweils 150 bis 200 g Fettfisch zu sich nehmen. In den Fettfischen sind jedoch auch große Mengen anderer Fettsäuren enthalten, Ihre Nahrung würde also zwangsläufig fettreicher. Regelmäßiger Fischverzehr ist im Hinblick auf eine ausreichende Jodversorgung zwar sehr zu empfehlen, um eine ausreichende und dauerhafte Einnahme von Omega-3-Fettsäuren gewährleisten zu können, sollten Sie jedoch auf Präparate, am besten schadstoffüberprüfte Produkte aus der Apotheke, zurückgreifen.

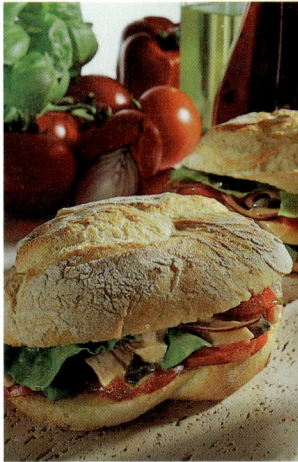

Lachs und Hering sind besonders reich an Omega-3-Fettsäuren.

Eicosane senken die Triglyceridwerte

- Wirkung: Natürliche Eicosane senken die gefährlichen Triglyzeride um 20 bis 25 Prozent und das Gesamtcholesterin um 10 Prozent. Das HDL wird nicht gesenkt.
- Dosierung: Nehmen Sie dreimal täglich 2 Kapseln à 750 mg Fischöl mit etwas Flüssigkeit zu den Mahlzeiten ein.
- Sie erhalten hochwertige Fischölpräparate, die auf ihren Schadstoffgehalt geprüft sind, rezeptfrei in Apotheken.

Phytosterine schützen Herz und Gefäße

Wie stark der Cholesterinspiegel durch Phytosterine gesenkt werden kann, ist von mehreren Faktoren abhängig, unter anderem vom Gesamtcholesterinspiegel und von der genetischen Disposition. Die Triglyzerid- und HDL-Werte werden durch die Phytosterine nicht beeinflusst.

Phytosterine sind Begleitstoffe pflanzlicher Fette und natürliche Bestandteile unserer Ernährung. Sie gehören zur Gruppe der so genannten sekundären Pflanzenstoffe. Dies sind natürliche Inhaltsstoffe pflanzlicher Nahrungsmittel, die keine Energie liefern, wie die primären Inhaltsstoffe Kohlenhydrate, Proteine und Fette, sondern den Nahrungsmitteln Aroma, Duft und Farbe verleihen. Ihnen werden allgemein viele gesundheitsfördernde Wirkungen zugeschrieben.

Phytosterine sind in allen pflanzlichen Zellmembranen enthalten. In ihrer chemischen Struktur und ihren Funktionen sind sie dem nur in tierischen Lebensmitteln vorkommenden Cholesterin sehr ähnlich. Dadurch hemmen sie die Aufnahme von Cholesterin im Darm und fördern seine Ausscheidung mit dem Stuhlgang. So kommt es durch die Aufnahme von Phytosterinen zu einer Senkung des Gesamtcholesterinspiegels und des LDL-Cholesterins.

Lebensmittel, die besonders viel Phytosterine enthalten

Phytosterine finden sich hauptsächlich in pflanzlichen Nahrungsmitteln mit einem hohen Fettanteil. Besonders reich an Phytosterinen sind Sesamsaat (714 mg pro 100 g) und Sonnenblumenkerne (534 mg pro 100 g). Fettarme Pflanzen wie Obst und Gemüse enthalten dagegen nur wenig davon. Wir nehmen täglich schätzungsweise 200 bis 400 mg Phytosterine mit der Nahrung auf. Der größte Teil stammt aus pflanzlichen Fetten, Getreide und Getreideprodukten. Die aufgenommene Phytosterinmenge variiert allerdings je nach Ernährungsgewohnheiten stark. Vegetarier beispielsweise nehmen in der Regel deutlich höhere Phytosterinmengen auf, da sie größere Mengen an Nüssen und Samen verzehren. Deshalb haben sie meist auch ein geringeres Risiko, Herz-Kreislauf-Erkrankungen zu bekommen.

Wann entfalten Phytosterine die optimale Wirkung?

Eine wirksame Hemmung der Cholesterinabsorption kann nur dann erzielt werden, wenn die Phytosterine gleichzeitig mit dem Cholesterin aufgenommen werden!

Neben der Hemmung der Cholesterinaufnahme scheinen die Phytosterine auch den Cholesterinstoffwechsel im Körper zu beeinflussen. Denn selbst wenn sie nicht durch den Darm in den Körper gelangen, sondern zu Studienzwecken direkt in die Blutbahn gespritzt werden, bewirken sie eine Senkung des Cholesterinspiegels. Diese Effekte sind bisher noch nicht ausreichend untersucht.

Eine positive Wirkung auf den Cholesterinspiegel üben die Phytosterine nur so lange aus, wie sie regelmäßig verzehrt werden. Kurzfristige Unterbrechungen lassen den Cholesterinspiegel nicht steigen. Nehmen Sie aber gar keine Phytosterine mehr zu sich, erreicht der Cholesterinspiegel schnell wieder seinen Ausgangswert. Daher sollten Sie Pflanzensterine dauerhaft in Ihren Speiseplan einbauen.

Bei regelmäßigem Verzehr von Phytosterinen können Sie eine Verbesserung der Blutfettwerte bereits nach drei Wochen feststellen!

Sonnenblumenkerne enthalten besonders viel Phytosterine.

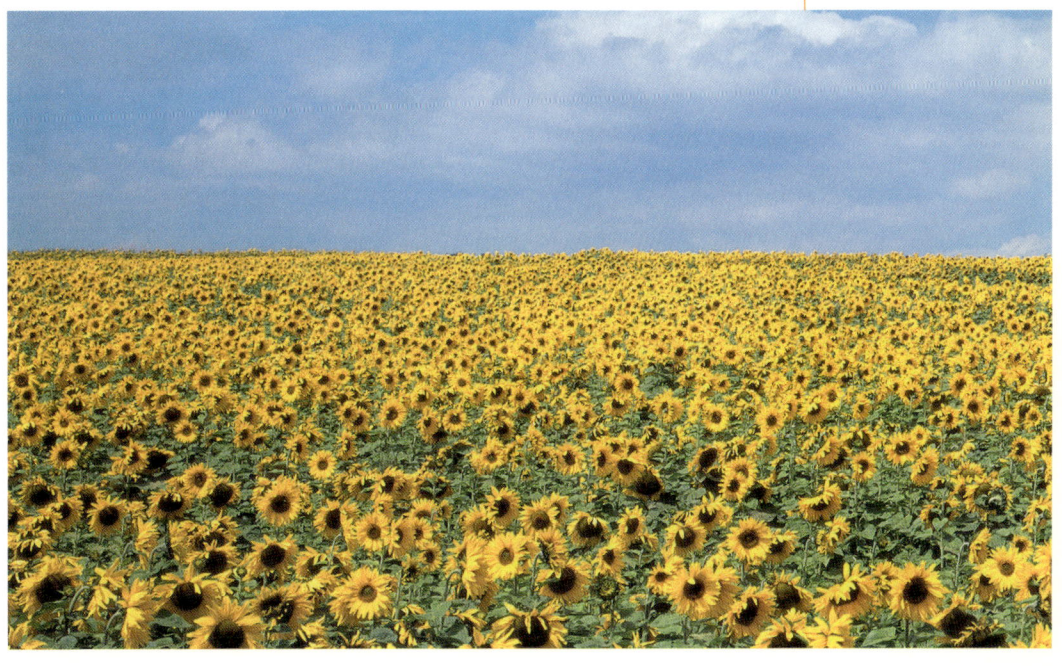

Phytosterinhaltige Margarine kann den Effekt cholesterinsenkender Medikamente verstärken. Falls Sie derartige Medikamente einnehmen, sollten Sie Ihren Arzt befragen. Es kann sein, dass Sie die Dosis verringern können!

Besonders reich an Pflanzensterinen: *becel pro-activ*

Um Ihren Cholesterinspiegel wirkungsvoll zu senken, sollten Sie täglich mindestens 1 g Phytosterine zu sich nehmen. Die besten Ergebnisse können Sie bei täglich 1,6 bis 2 g Phytosterinen erzielen. Da die Phytosterine jedoch vor allem in den fettreichen Pflanzenteilen enthalten sind, wäre Ihre Nahrung zwangsläufig zu kalorienhaltig und damit ungesund. So müssten Sie täglich beispielsweise mehr als 200 g Sesamsamen essen, um 1,6 g Phytosterine aufzunehmen!

Heute werden Phytosterine in so genannten funktionellen Lebensmitteln eingesetzt, wodurch eine hohe Aufnahme einfach möglich ist. Das in Deutschland erhältliche Aufstrichfett *becel pro-activ* ist die erste funktionelle Margarine, die in Europa nach der Novel Food Verordnung zugelassen ist. *Becel pro-activ* ist eine Halbfettmargarine, die pro 100 Gramm einen Gehalt von 8 g Phytosterinen aufweist. Mit dem Verzehr von 20 bis 25 Gramm dieser Margarine erreichen Sie also bereits die ausreichende Menge an Phytosterinen.

Wie andere Halbfettmargarinen ist becel pro-activ *nur als Aufstrichfett geeignet, nicht aber zum Erhitzen.*

Worauf Sie beim Verzehr von Phytosterin-Margarine achten sollten:

Phytosterine haben den Effekt, dass sie den Carotinoidspiegel im Blut leicht senken. Dies ist normalerweise kein Problem, da eine gesunde Ernährung mit viel Obst und Gemüse ausreichend Caroti-

---

Phytosterine senken den Cholesterinspiegel

- Wirkung: Phytosterine senken den Gesamtcholesterinspiegel um 10 bis 15 Prozent, das gefäßschädigende LDL-Cholesterin um 5 Prozent. Der HDL-Spiegel wird nicht gesenkt.
- Dosierung: Die zur Senkung des Cholesterinspiegels optimale tägliche Dosis von 1,6 bis 2 g Phytosterinen ist beispielsweise in 20 bis 25 g *becel pro-activ*-Halbfettmargarine enthalten.
- *becel pro-activ* erhalten Sie in jedem Lebensmittelgeschäft.

noide enthält. Bei Personen mit einem erhöhten Bedarf an Vitamin A, z. B. Schwangeren, Stillenden oder Kleinkindern, sind Phytosterine jedoch nur eingeschränkt empfehlenswert.

Soja, die herzgesunde Bohne

Die Sojabohne *(Glycine max)* ist weltweit eine der wichtigsten Kulturpflanzen; sie wird hauptsächlich in Ostasien, Nordamerika, Südamerika, Afrika und Südrussland angebaut und ist eines der gesündesten Nahrungsmittel, die der Markt zu bieten hat. Die Sojabohne besteht zu etwa 40 Prozent aus wertvollem Eiweiß, das alle lebensnotwendigen Aminosäuren (Eiweißbausteine) beinhaltet. Aus ihr wird ein hochwertiges Öl gewonnen, das viele ungesättigte Fettsäuren und außerdem viele Mineralstoffe und die Vitamine A und B (Komplex) enthält. Soja ist cholesterinfrei und zeichnet sich gleich durch mehrere Inhaltsstoffe aus, die den Cholesterinspiegel aktiv senken können.

Sojabohnen sind umso wirksamer, je höher das Ausgangscholesterin ist. Am besten wirkt Soja bei einem Cholesterinspiegel von mehr als 275 mg/dl.

Soja bringt Abwechslung in den Speiseplan

Soja kann problemlos in jeden Speiseplan eingebaut werden, da es äußerst vielseitig ist (nicht nur Tofu wird aus Soja hergestellt). Neben Fleischersatzprodukten wie Würstchen, Aufschnitt und ähnlichen Erzeugnissen finden Sie im Reformhaus auch verschiedene Brotaufstriche, Desserts in unterschiedlichen Geschmacksrichtungen und Getränke aus Soja. Als Speisewürze dienen die zwei Gärungsprodukte Shoyu (Sojasauce) und Miso. Shoyu wird zu anderen pikanten Saucen weiterverarbeitet, beispielsweise zu Worcestersauce. Auch gesunde Alternativen zu den Fett- und Cholesterinbomben Sahne und Crème fraîche werden aus Soja hergestellt. All diese Produkte sind es wert, einmal ausprobiert zu werden – Ihrer Gesundheit zuliebe!
Soja enthält mehrere Substanzen, die den Cholesterinspiegel positiv beeinflussen und damit Herz-Gefäß-Erkrankungen vorbeugen:

Phytosterine

Die zu den sekundären Pflanzenstoffen gehörenden Phytosterine senken das Cholesterin und scheinen außerdem vor Krebs zu schützen. Sie sind besonders in Sojaöl enthalten. 100 ml natives Sojaöl beispielsweise enthält 494 mg Phytosterine. Die cholesterinsenkende Wirkung der Phytosterine finden Sie in einem gesonderten Kapitel auf Seite 42 ff. beschrieben.

Sojaprotein

Sojaprotein kann ebenfalls eine Senkung des LDL- und Gesamtcholesterins bewirken. Schon die tägliche Aufnahme von 25 g Sojaprotein kann zu deutlichen Senkungen des Cholesterinspiegels um durchschnittlich 5 Prozent führen. Neuere Untersuchungen lassen darauf schließen, dass Sojaprotein die Ausscheidung von LDL-Cholesterin aus dem Blut beschleunigt, weil es deren Aufnahme in die Leber fördert.

Phytoöstrogene

Phytoöstrogene ähneln in ihrer Struktur und ihrer Funktion dem menschlichen Geschlechtshormon Östrogen.

Unter dem Begriff Phytoöstrogene werden die pflanzlichen Bestandteile Isoflavonoide und Lignane zusammengefasst. Diese Substanzen ähneln in ihrer Struktur und ihrer Funktion den Östrogenen (menschlichen Geschlechtshormonen).

Lignane befinden sich in den äußeren Schichten von Getreidekörnern. Bei der Herstellung von Auszugsmehlen werden diese äußeren Getreideschichten und mit ihnen die Lignane entfernt. Deshalb sollten Sie Vollkornprodukte bevorzugen. Getreide ist unser größter Lignanlieferant; Gemüse enthält dagegen nur geringe Lignanmengen.

Isoflavonoide kommen dagegen nur in wenigen Pflanzenfamilien vor. Man findet sie vor allem in tropischen Hülsenfrüchten, wobei die Sojabohne die reichhaltigste Isoflavonoidquelle ist.

In Japan werden über Sojaprodukte täglich zwischen 7,8 und 12,4 mg Isoflavonoide aufgenommen. In den westlichen Industrieländern sind es dagegen nur etwa 5 mg täglich.

Die Wirkung der Phytoöstrogene

Es ist bisher noch nicht eindeutig erwiesen, ob die Phytoöstrogene direkten Einfluss auf den Blutfettspiegel nehmen. Unstrittig ist aber die antioxidative Wirkung der Isoflavonoide, die einen Schutz vor Herz-Kreislauf-Erkrankungen darstellt: Isoflavonoide wehren freie Radikale ab und schützen so die Körperzellen und die LDL-Partikel vor Beschädigung. Durch freie Radikale werden LDL in oxidierte LDL umgewandelt. Diese veränderten LDL stellen ein besonderes Risiko für die Entstehung von Herz-Kreislauf-Erkrankungen dar. Sojabohnen bieten also auch durch die antioxidative Wirkung der Phytoöstrogene einen wirksamen Herzschutz.

Nach dem Essen gehen die Phytoöstrogene schnell ins Blut, allerdings werden sie auch rasch wieder abgebaut. Damit sie ihre Schutzwirkung entfalten können, müssen Phytoöstrogene dauerhaft und in ausreichender Menge in der Kost enthalten sein. Das bedeutet für die meisten Menschen eine gravierende Ernährungsumstellung, die Disziplin und Durchhaltevermögen erfordert. Wenn Ihnen das zu mühsam ist, können Sie natürlich auch auf Nahrungsergänzungsmittel aus der Apotheke oder dem Reformhaus zurückgreifen.

Um ihre Wirkung dauerhaft entfalten zu können, müssen Phytoöstrogene regelmäßig und in ausreichender Menge mit der Nahrung aufgenommen werden.

Weitere Pluspunkte von Phytoöstrogenen

Phytoöstrogene gleichen in ihrer Struktur den menschlichen Östrogenen und können ähnliche, wenn auch schwächere Wirkungen wie diese auslösen:

- So können sie ein »Zuviel« an Östrogenen ausgleichen und damit das Auftreten von hormonabhängigen Tumoren wie Brustkrebs verhindern.
- Bei einem Östrogenmangel helfen die Phytoöstrogene, diesen Mangel auszugleichen: Wechseljahresbeschwerden werden abgeschwächt.
- Phytoöstrogene bieten einen wirksamen Schutz vor Arteriosklerose und Osteoporose, den Langzeitfolgen des Östrogenmangels.

Lecithin

Lecithin ist ein Sammelbegriff für spezielle Fettbegleitstoffe. Lecithine sind in allen tierischen und pflanzlichen Zellen enthalten, sie bestimmen die Festigkeit und Durchlässigkeit der Zellwände. Vor allem in Gehirn und Nervenzellen, Herz, Leber und Nieren findet sich Lecithin in großer Menge.

Lecithin ist aufgebaut aus den Bausteinen Fettsäuren, Glycerin, Phosphorsäure und Cholin. Die enthaltenen Fettsäuren bestimmen, wie wertvoll das Lecithin für den Körper ist. Sojalecithin beispielsweise enthält zu 75 Prozent lebensnotwendige Fettsäuren, während Eilecithin mehr gesättigte Fettsäuren aufweist. Der Linolsäureanteil des Sojalecithins liegt bei 60 Prozent. Diese Fettsäure ist zum großen Teil für die cholesterinsenkende Wirkung des Sojalecithins verantwortlich. Die Substanz Cholin, die aus Lecithin freigesetzt werden kann, steht für viele weitere positive Wirkungen des Lecithins.

Lecithine werden in der Lebensmittelindustrie als Emulgatoren eingesetzt, das heißt, sie verbinden wasser- und fettreiche Lebensmittel miteinander. Daher sind sie in vielen fettreichen Speisen anzutreffen, beispielsweise in Schokolade, Eis, Backwaren, Puddings und Margarine. Viele Präparate aus Apotheken und Drogerien enthalten Lecithin.

Wie sich Lecitin auf die Blutfette auswirkt

Lecithin bietet einen wirksamen Schutz vor Herz-Kreislauf-Erkrankungen. Es kann den Gesamt- und den LDL-Cholesterin-Spiegel senken, wobei Senkungen des Gesamtcholesterins um bis zu 23 Prozent festgestellt wurden. Lecithin hemmt die Aufnahme von Cholesterin im Darm. Zusätzlich regt es den HDL-Transport an. Lecithin trägt außerdem dazu bei, den Verbrauch von Cholesterin anzukurbeln, da es die Bildung von Gallensäuren anregt.

Mit der Einnahme von Lecitin können Sie außerdem von weiteren positiven Wirkungen profitieren:

- Lecitin ist wichtig für eine optimale Hirn- und Nervenfunktion und kann Stresserscheinungen wie Abgespanntheit und Nervosität mildern.
- Es unterstützt außerdem die Leberfunktion und schützt das Organ dadurch vor schädigenden Einflüssen von Alkohol, Viren und Giftstoffen.

Naturstoffe sind wirksam!

Wie Sie sehen, lässt sich ein erhöhter Cholesterinspiegel sehr gut
auf natürliche Weise senken. In der folgenden Tabelle sehen Sie,
wie die von uns vorgestellten Maßnahmen Ihre Blutfettwerte verbessern können. Die Effekte der einzelnen Stoffe ergänzen sich
nicht vollständig, da mehrere Substanzen an den gleichen Stellen
des Stoffwechsels ansetzen. Doch die Kombination aller Möglichkeiten liefert dennoch ein beachtliches Ergebnis.

Maßnahme	LDL	Triglyzeride	HDL
Sport	–	–	+ 2 bis 3 mg/dl
Verminderung der gesättigten FS	– 10 %	–	–
Plantago ovata Samen-schalen + Artischocken-extrakt	– 12 %	–	–
Fischöl	–	20–25 %	–?
Phytosterine (z.B. über *becel pro-activ*)	– 5 %	–	–
Sojaprotein	– 5 %	–	–
Lecithin	Maximal 23 %	–	–?

Insgesamt können Sie allein durch natürliche Maßnahmen Ihren
LDL-Cholesterinspiegel um über 30 Prozent und Ihren Triglyzerid-
spiegel um mehr als 20 Prozent senken. Zugleich können Sie das
HDL um mindestens zwei bis drei mg/dl erhöhen. Bis zu einem
Cholesterinwert von 300 mg/dl können Sie es schaffen, ganz auf
Medikamente zu verzichten. Ab 350 mg/dl ist dies unter Um-
ständen auch möglich, bei Werten über 400 mg/dl sind zusätzlich
Medikamente erforderlich. Das heißt, dass ein Großteil, mindes-
tens aber 50 Prozent, der Lipidsenker überflüssig ist.

*Wenn Sie Ihren Choles-
terinspiegel natürlich
senken wollen, sollte
das mit Plantago ovata
Samenschalen angerei-
cherte Müsli auf Ihrem
Speiseplan nicht fehlen.*

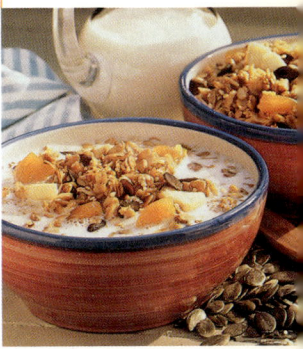

14 wichtige Tipps für die Praxis

1. Bewegung erhöht den HDL-Spiegel! Suchen Sie sich eine Ausdauersportart wie z.B. Schwimmen, Walking, Jogging, Aquagymnastik, Radfahren oder Tanzen aus, die möglichst täglich auf Ihrem Programm stehen sollte. Schon ein regelmäßiger, ausgiebiger Spaziergang kann Wunder wirken.

2. Um mehr cholesterinspiegelsenkende Ballaststoffe aufzunehmen, probieren Sie einmal Gemüse und Kräuter als alternativen Brotbelag. Sie enthalten viele Ballaststoffe, Vitamine und Mineralien, aber kaum Fett. Außerdem schmecken sie gut und machen satt. Kräuter und Gemüse eignen sich auch hervorragend als Ersatz für Butter oder Margarine.

3. Verwenden Sie nur Diätmargarine oder Halbfettmargarine mit Phytosterinen als Aufstrichfett, und auch das nur in Maßen! Zum Braten oder Backen sind Halbfettprodukte allerdings ungeeignet. Verwenden Sie Raps- oder Olivenöl zum Braten.

4. Wählen Sie gesunde Zubereitungsmethoden wie Dünsten, Garen in der Alu- oder Bratfolie, im Tontopf oder Mikrowellengerät sowie Braten in beschichteten Pfannen, im Backofen oder Grill.

5. Probieren Sie zum Mittagessen auch mal ein vegetarisches Gericht, etwa eine Gemüseplatte aus Spinat mit wenig Magerjoghurt, jungen Mohrrüben mit reichlich frischem Dill, einer Grilltomate mit Knoblauchwürfelchen und Schnittlauchröllchen. Die vielen Ballaststoffe, Vitamine und Mineralstoffe bei gleichzeitig wenig Fett, Cholesterin und Purinen sind eine Wohltat für Ihren Stoffwechsel.

Aromatische Getreidemischungen erhalten Sie im Reformhaus oder Bioladen.

6. Versuchen Sie doch einmal gekochte Roggen-, Weizen-, Dinkel- oder Hirsekörner als Beilage zum Mittagessen. Vollkorngetreide ist gleichermaßen eine Wohltat für Darm und Stoffwechsel, denn es macht satt, ist kalorienarm und senkt den Cholesterinspiegel.

7. Verwenden Sie Raps- oder Olivenöl für Ihre Salate. Auch zum kurzen Anbraten sind diese Öle hervorragend geeignet.

8. Tofu enthält reichlich cholesterinspiegelsenkende Sojaproteine und gesunde Phytoöstrogene. Legen Sie Tofu am Vorabend in eine kräftige Marinade aus Kräutern, Gewürzen und wenig Rapsöl ein, so bekommt Ihr Tofugericht eine hervorragende Note.

9. Besonders für Fischfans mit erhöhten Blutfettwerten gibt es ideale Möglichkeiten, um diese wieder zu senken, denn fettreiche Fische wie Lachs, Hering und Makrele enthalten reichlich Omega-3-Fettsäuren, die den Triglyzeridspiegel senken.

10. Bevorzugen Sie bei Milch und Milchprodukten wie Joghurt stets die fettarmen Varianten mit 1,5 %, besser noch 0,1 % Fett.

11. Hülsenfrüchte sind echte Ballaststoffbomben mit reichlich Vitaminen und Mineralstoffen, gleichzeitig sind sie nahezu fettfrei und kalorienarm. Wie wär's zwischendurch mit einem süßsauren Linseneintopf oder einer leckeren Suppe aus weißen Bohnen?

12. Quarkspeisen, Kräuterquark oder ähnliche Zubereitungen schmecken fast wie Sahnequark, wenn Sie Magerquark mit einem Schneebesen und etwas kohlensäurehaltigem Mineralwasser aufschlagen. So sparen Sie Fett, gesättigte Fettsäuren und Cholesterin, büßen aber nichts an Geschmack ein.

13. Belegen Sie Vollkornbrot öfter mit pflanzlichen Brotaufstrichen aus Sojaprodukten, pikant zubereitetem Magerquark oder fettreduziertem Käse (bis 40 % Fett i. Tr. oder 20 % Fett absolut).

14. Reichern Sie Magerjoghurt, Quarkspeisen und Obstsalate immer mit zwei Teelöffeln Plantago ovata Samenschalen an. Aber vergessen Sie nie, dass Sie dazu ausreichend trinken müssen.

Rezeptvorschlag:

Haben Sie schon einmal ein Fischfilet mit Tomatenmark bestrichen, reichlich mit Kräutern belegt und mit Zitronensaft beträufelt in Alufolie kurz im Backofen gebacken? Probieren Sie es aus – dieses schnelle Gericht ist eine Wohltat für Herz und Gefäße!

Frühstücksideen

für den leichten Genuss

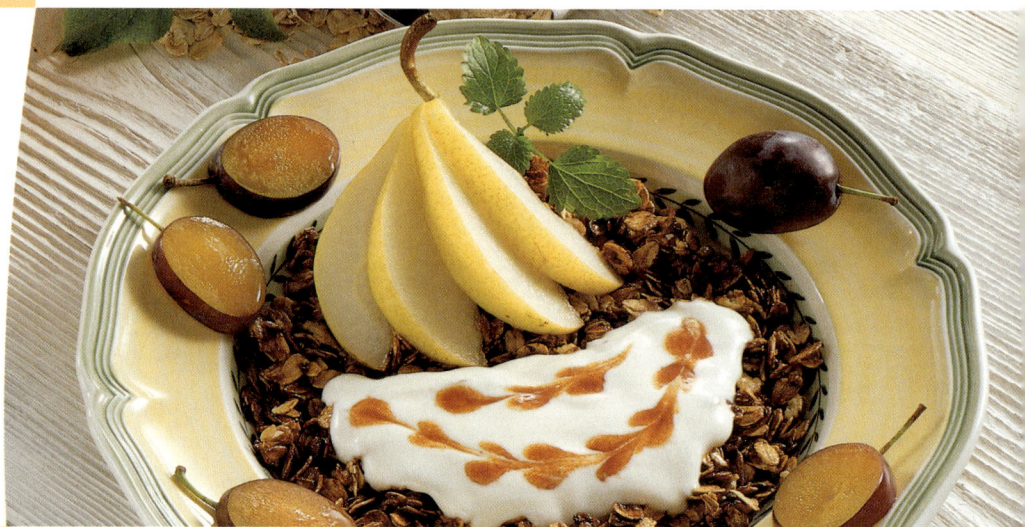

*U*m morgens in Schwung zu kommen, sollten Sie sich ein leckeres, ballaststoffreiches Frühstück gönnen. Vitaminhaltige Müslis oder phantasievoll belegte Vollkornbrötchen liefern die nötige Energie für den Start in den Tag, ohne Ihren Cholesterinspiegel zu belasten.

Auf die Zutaten kommt es an!

Achten Sie darauf, dass Sie Ihr Müsli immer mit fettarmen Milchprodukten zubereiten und als Aufstrichfett für Ihr Frühstückbrötchen bevorzugt Halbfettmargarine, möglichst mit Phytosterinen, verwenden – so vermeiden Sie zu viele gesättigte Fettsäuren und sparen gleichzeitig unnötige Kalorien. Damit Sie einen besseren Überblick über die Zusammensetzung Ihres Speiseplans haben, sind alle Rezepte mit genauen Nährwertangaben versehen.

Sanddorn-Pflaumen-Müsli

40 g Vollkorn-Haferflocken	100 g fettarmer Joghurt	338 kcal (1414 kJ),
1 EL Zucker oder Süßstoff	(0,1 % Fett)	9,4 g Eiweiß, 5,2 g Fett,
100 g Pflaumen	3 EL Sanddorn-Orangen-Nektar	62,1 g Kohlenhydrate
1/2 Birne	2 Tassen Wellnesstee Green Wonder	(5,2 BE)

1 Haferflocken mit Zucker anrösten, bis der Zucker karamelisiert.

2 Pflaumen entsteinen und in mundgerechte Stücke schneiden, Birne halbieren, eine Hälfte in Fächer schneiden.

3 Joghurt mit Sanddorn-Orangen-Nektar verrühren.

4 Obst, Müsli und Joghurt in einem tiefen Teller anrichten. Mit dem Wellness-Tee servieren.

Honigjoghurt mit Früchten

150 g fettarmer Joghurt	30 g Cornflakes (z. B. von	397 kcal (1661 kJ)
(0,1 % Fett)	Kellogs) oder Vollkornhafer-	9,7 g Eiweiß, 3,4 g Fett,
1 EL flüssiger Honig oder	flocken (z. B. von Kölln)	83,2 g Kohlenhydrate
Diabetikersirup	2 Tassen Kräutertee (z. B. Bad	(6,9 BE)
200 g Obst (Apfel, Traube,	Heilbrunner)	
Mandarine, Kiwi)	0,2 l frisch gepresster Orangensaft	

1 Honig in der Mikrowelle oder im Wasserbad leicht erwärmen und mit dem Joghurt verrühren.

2 Die Früchte putzen, waschen und in kleine Stücke schneiden, mit den Cornflakes unter den Joghurt heben.

3 Dazu Kräutertee und Orangensaft trinken.

Ballaststoff-Müsli

329 kcal (1377 kJ),
14,3 g Eiweiß, 6,0 g Fett,
53,6 g Kohlenhydrate
(4,5 BE)

1 Orange
1 Kiwi
1 EL Rosinen
3 EL Haferflocken
(z. B. von Kölln)

150 g fettarmer Joghurt
(0,1 % Fett)
1 EL Weizenkeime (z. B. Voll-
gran), Plantago ovata Samen-
schalen (z. B. Mucofalk) oder
goldgelbe Leinsamen

1 Orange und Kiwi schälen und in Spalten bzw. Stücke schneiden.
2 Die einzelnen Zutaten schichtweise in ein Glas füllen und mit Weizenkeimen bestreuen.

Süßes Frühstück

352 kcal (1473 kJ),
15,3 g Eiweiß, 5,1 g Fett,
58,5 g Kohlenhydrate
(4,9 BE)

1 Vollkornbrötchen (50 g)
10 g Halbfett-Margarine mit
Phytosterinen (becel pro-activ)
20 g Zuckerrübensirup oder
Diabetikersirup

1 Scheibe Roggenmischbrot
1 EL Magerquark
1 Pfirsich
0,2 l Kanne-Brottrunk

1 Brötchen aufschneiden und die Hälften mit Halbfett-Margarine und Rübensirup bestreichen.
2 Magerquark auf das Brot verteilen, mit Pfirsichspalten belegen.
3 Dazu Brottrunk servieren.

Schnittlauchquark mit Artischocke

245 kcal (1025 kJ),
22,3 g Eiweiß, 1,3 g Fett,
34,4 g Kohlenhydrate
(3,2 BE)

100 g Magerquark
2 EL Artischockensaft
1 EL Schnittlauchröllchen
fluoridiertes Jodsalz

Pfeffer
2 Scheiben Pumpernickel
oder Schrotbrot
0,2 l Kanne-Brottrunk

① Quark mit Artischockensaft cremig rühren.

② Die Schnittlauchröllchen unterheben, pikant abschmecken und auf die Pumpernickelscheiben geben. Dazu Brottrunk trinken.

Fitmacher-Frühstück »Green Wonder«

1 Kornspitz (oder Vollkorn-brötchen)
50 g Magerquark
1 EL fettarmer Joghurt
1 Tomate
Zwiebelwürfel
¹/₂ Beet Kresse

Jodsalz
Pfeffer
0,2 l Gemüsesaft
2 EL Artischockensaft
2 Tassen Wellnesstee Green Wonder (z. B. von Kneipp)

322 kcal (1347 kJ), 17,6 g Eiweiß, 2,8 g Fett, 55,4 g Kohlenhydrate (4,6 BE)

① Brötchen halbieren, Quark mit Joghurt cremig rühren und auf die Brötchenhälften verteilen.

② Eine Hälfte mit Tomatenscheiben und Zwiebelwürfeln belegen, die andere mit Kresse bestreuen. Leicht salzen und pfeffern.

③ Gemüse- und Artischockensaft verquirlen, abschmecken.

④ Mit dem Frühstück servieren. Dazu Wellnesstee trinken.

Vollwert-Frühstück

1 Vollkorn-Brötchen
1 TL Halbfettmargarine mit Phytosterinen (z. B. becel pro-activ)
20 g Diät-Konfitüre mit Süßstoff

1 Scheibe Vollkornbrot
50 g Magerquark
20 g Sanddorn-Orangen-Zubereitung aus dem Reformhaus
0,2 l Kanne-Brottrunk

364 kcal (523 kJ), 17,6 g Eiweiß, 4,2 g Fett, 62,7 g Kohlenhydrate (5,2 BE)

① Brötchen halbieren, mit *becel pro-activ* und Konfitüre bestreichen.

② Quark mit Sanddornzubereitung verrühren und auf das Brot geben.

③ Mit dem Brottrunk servieren.

Cholesterinsenkende

Snacks und Drinks

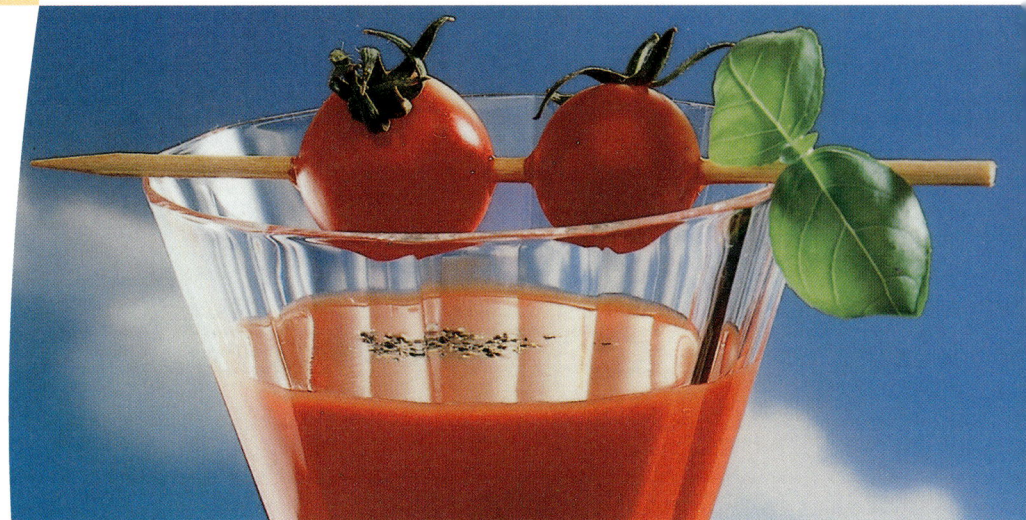

*F*ür eine cholesterinbewusste Ernährung sind vier bis fünf über den Tag verteilte Mahlzeiten ideal. Ein leckerer Snack, der belebt und nicht belastet, ist für den gesamten Organismus eine Wohltat und sorgt für den nötigen Energieschub zwischendurch.

Genuss ohne Reue

Sie haben die Wahl zwischen süß und pikant: Ob fruchtige Drinks oder herzhafte Snacks – wir zeigen Ihnen viele Möglichkeiten, wie Sie kalorien- und fettarm den Hunger zwischendurch nach etwas Besonderem stillen können.

Kräuterjoghurt

1 Scheibe Knäckebrot	*1 Becher fettarmer Joghurt*	*104 kcal (435 kJ),*
(z. B. von Wasa)	*(0,1 % Fett)*	*6,4 g Eiweiß, 2,5 g Fett,*
2 EL feingehackte Kräuter	*2 Tassen Wellnesstee Green*	*12,5 g Kohlenhydrate*
2 EL Artischockensaft	*Wonder (z. B. von Kneipp)*	*(1,0 BE)*

1 Knäckebrot grob zerbröseln und mit den Kräutern und dem Artischockensaft unter den Joghurt rühren.
2 Dazu Wellnesstee trinken.

Snack mit Cholesterinbremse

2 EL Artischockensaft	*1 Prise Pfeffer*	*70 kcal (293 kJ),*
0,2 l Tomatensaft	*1 Spritzer Worcestersauce*	*2,8 g Eiweiß, 0,4 g Fett,*
1 Prise Zwiebelsalz	*1 Scheibe Knäckebrot*	*12,8 g Kohlenhydrate*
	(z. B. von Wasa)	*(1,1 BE)*

1 Artischockensaft mit dem Tomatensaft, dem Zwiebelsalz, dem
Pfeffer und der Worcestersauce verquirlen und alles in ein hohes Glas
geben.
2 Kühl servieren. Dazu schmeckt eine Scheibe Knäckebrot.

Kräuterjoghurt mit Artischocke

150 g fettarmer Joghurt	*Zitronensaft*	*81 kcal (339 kJ),*
(0,1 % Fett)	*Kräutersalz*	*6,1 g Eiweiß, 2,5 g Fett,*
2–3 EL feingewiegte Kräuter	*Pfeffer*	*7,5 g Kohlenhydrate*
2 EL Artischockensaft		*(0,6 BE)*

1 Joghurt mit Kräutern und Artischockensaft verrühren.
2 Mit Zitrone, Pfeffer und Salz pikant abschmecken.

Sättigender Vitamindrink

220 kcal (918 kJ),
2,6 g Eiweiß, 0,3 g Fett,
49,6 g Kohlenhydrate
(4,1 BE)

0,2 l Multi-Vitamin-Saft
1 EL Plantago ovata Samen-
schalen (z. B. Mucofalk) oder
goldgelbe Leinsamen

1 Banane

1 Multi-Vitaminsaft mit Mucofalk kräftig verrühren.
2 Die Banane pürieren und mit dem Saft vermischen.

Joghurt mit Melone

123 kcal (515 kJ),
6,4 g Eiweiß, 2,4 g Fett,
18,9 g Kohlenhydrate
(1,6 BE)

100 g Honigmelone
1 EL Weizenkeime oder
Plantago ovata Samenschalen
(z. B. Mucofalk)

100 g fettarmer Joghurt
(0,1 % Fett)
Bienenhonig oder Süßstoff
nach Geschmack

1 Melone von den Kernen befreien, fein würfeln und mit den Weizenkeimen unter den Joghurt heben.
2 Mit Süßstoff abschmecken.

Roter Johannisbeerdrink

133 kcal (557 kJ),
8,8 g Eiweiß, 3,3 g Fett,
14,8 g Kohlenhydrate
(1,2 BE)

75 g rote Johannisbeeren
0,15 l fettarmer Kefir
$\frac{1}{2}$ TL Vanillezucker oder
Süßstoff

1 EL Weizenkeime (aus dem
Reformhaus) oder Plantago ovata
Samenschalen (z. B. Mucofalk)
Zitronensaft

1 Johannisbeeren waschen und putzen, mit etwas Kefir und den übrigen Zutaten fein pürieren.
2 Glasränder erst in etwas Zitronensaft und anschließend in Weizenkeime tauchen. Kefir einfüllen und kühl servieren.

Apfeljoghurt mit Weizenkeimen

1/2 Apfel	*Zitronensaft*	*150 kcal (628 kJ),*
150 g fettarmer Joghurt	*Zimt*	*7,5 g Eiweiß, 6,5 g Fett,*
(0,1 % Fett)	*Süßstoff nach Geschmack*	*16,7 g Kohlenhydrate*
1 EL Weizenkeime oder Plan-		*(1,4 BE)*
tago ovata Samenschalen		

1 Apfel reiben, mit Joghurt und Weizenkeimen verquirlen.
2 Mit Zitronensaft, Zimt und Süßstoff abschmecken.

Pikanter Pumpernickel

30 g Magerquark	*fluoridiertes Jodsalz*	*146 kcal (611 kJ),*
1 EL fettarme Milch	*Pfeffer*	*10,5 g Eiweiß, 1,0 g Fett,*
(1,5 % Fett)	*1 Scheibe Pumpernickel*	*21,8 g Kohlenhydrate*
1 EL feingewiegte Kräuter	*1 Tomate*	*(1,8 BE)*

1 Magerquark mit Milch cremig rühren.
2 Die Kräuter unterheben, pikant abschmecken und auf dem Pumpernickel verteilen. Mit Tomatenscheiben belegen.

Käseknäcke

2 Scheiben Knäckebrot	*30 g Camembert (30 % F.i.Tr.)*	*153 kcal (640 kJ),*
(z. B. von Wasa)	*oder Sojawurst bzw. Sojakäse*	*9,4 g Eiweiß, 6,7 g Fett,*
1 TL Halbfettmargarine mit	*2 Tassen Wellnesstee (z. B. von*	*13,6 g Kohlenhydrate*
Phytosterinen (z. B. becel	*Kneipp)*	*(1,3 BE)*
pro-activ)		

1 Knäcke mit Margarine bestreichen und mit Camembert belegen.
2 Dazu Wellnesstee trinken.

Fitnessbrot

175 kcal (730 kJ),
9 g Eiweiß, 5 g Fett,
24 g Kohlenhydrate
(2 BE)

1 Scheibe Sonnenblumen- oder
Vollkornbrot
1 TL Halbfettmargarine
2 EL Hüttenkäse
1 Tomate

1 Scheibe Gurke
1 EL Alfalfasprossen
etwas gehackter Schnittlauch
Jodsalz, Pfeffer

1 Das Brot mit der Margarine und dem Hüttenkäse bestreichen.

2 Die in Würfel geschnittene Tomate und Gurke auf dem Käse verteilen.

3 Mit Sprossen und Kräutern garnieren und mit Salz und Pfeffer würzen.

Vollkorntoast mit Aspik

122 kcal (510 kJ),
10,6 g Eiweiß, 3,7 g Fett,
10,9 g Kohlenhydrate
(0,9 BE)

1 Scheibe Vollkorntoast
2 TL Halbfett-Margarine mit
Phytosterinen (z. B. becel pro-
activ)
einige Gurkenscheiben

2 kleine Tomaten
2 Scheiben Hähnchenbrust-Aspik
Petersilie
2 Tassen Wellnesstee Green Wonder
(z. B. von Bad Heilbrunner)

1 Brot mit Halbfett-Margarine bestreichen, mit Gurken-, Tomatenscheiben und Aspik belegen und mit etwas Petersilie garnieren.

2 Dazu Wellnesstee servieren.

Pikante Reisscheiben

122 kcal (517 kJ),
8,4 g Eiweiß, 2,6 g Fett,
15,0 g Kohlenhydrate
(1,3 BE)

2 Reisscheiben
50 g körniger Frischkäse
1/2 Bund Radieschen

Schnittlauchröllchen
2 Tassen Wellnesstee Sunrise
Energy (z. B. von Kneipp)

1 Frischkäse auf die Reisscheiben verteilen.

2 Die Radieschen waschen, putzen, in Scheiben schneiden und darüber legen. Mit Schnittlauchröllchen bestreuen.

3 Dazu Wellnesstee servieren.

Vitamin-C-Snack

150 g fettarmer Joghurt
(0,1 % Fett)
5 EL Sanddorn-Orangen-Nektar
1 EL Weizenkeime oder
Plantago ovata Samenschalen

Limettensaft und Süßstoff
nach Geschmack
2 Tassen Wellnesstee
(z. B. von Kneipp)

140 kcal (586 kJ),
7,5 g Eiweiß, 3,1 g Fett,
20,2 g Kohlenhydrate
(1,7 BE)

1 Joghurt mit Sanddorn-Orangen-Nektar, Weizenkeimen, Limettensaft und Süßstoff gut verquirlen, kalt servieren.

2 Dazu Wellnesstee trinken.

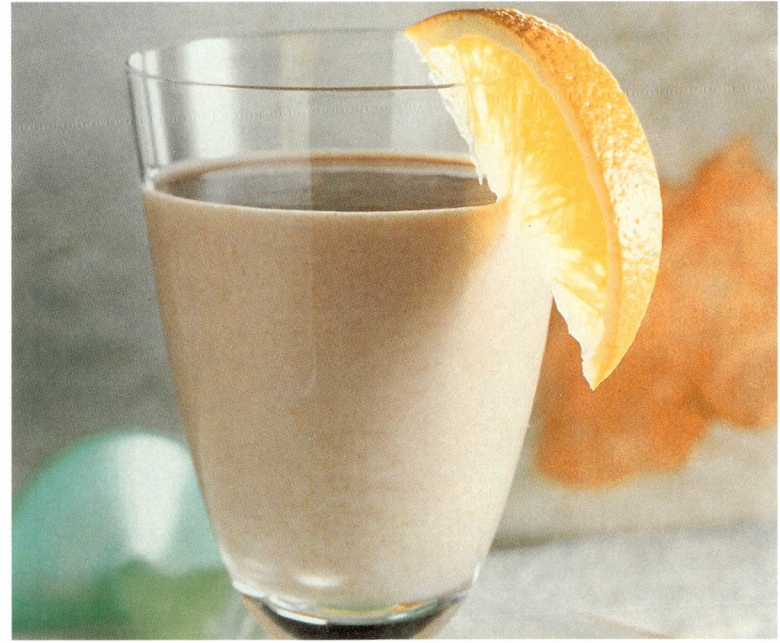

Ein Vitamin-C-Snack sorgt für den nötigen Energieschub zwischendurch.

Herzhafte
Mittagessen

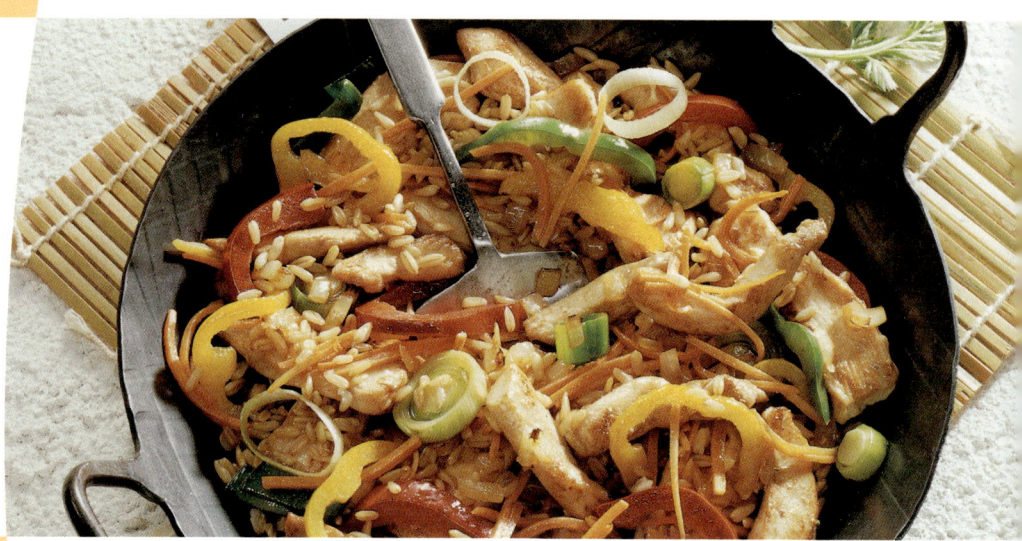

Gerade nach den Hauptmahlzeiten steigt der Cholesterinspiegel an und bildet ein besonderes Risiko für Herz und Gefäße. Aber es ist nicht schwer, leckere Speisen zuzubereiten, die diese Gefahr umgehen. Auf den folgenden Seiten finden Sie ausgewogene Gerichte, die eine cholesterinbewusste, ballaststoffreiche Ernährung einfach machen.

Gemüse ist unendlich vielseitig!

Es muss nicht immer Fleisch sein: Vegetarische Gerichte, mit Diät-Pflanzenöl zubereitet, sind cholesterinarm, reich an wertvollen Phytosterinen und sorgen für viel Abwechslung. Unsere Rezepte enthalten wenig gesättigte Fettsäuren, aber viele Vitamine und Mineralstoffe. So bleiben Sie den ganzen Tag über in Schwung.

Gemüsepfanne mit Putenfleisch

1 Putenfilet (125 g)	*1 kleines Stück Lauch*	
½ Knoblauchzehe	*1 TL Diät 3-Pflanzenöl*	*372 kcal (1556 kJ),*
frische Petersilie	*(z. B. von Becel)*	*37,4 g Eiweiß, 9,9 g Fett,*
5 EL Kanne-Brottrunk	*1 EL Zwiebelwürfel*	*31,5 g Kohlenhydrate*
1 TL Rapsöl	*einige Paprikastreifen (rot, gelb,*	*(2,6 BE)*
40 entspelzter Hafer (aus dem	*grün)*	
Bioladen oder Reformhaus)	*flurodiertes Jodsalz*	
0,1 l Wasser	*Cayennepfeffer*	
1 kleine Möhre	*Curry*	

❶ Putenfilet waschen, trockentupfen, anschließend Haut abziehen und schnetzeln.

❷ Knoblauchzehe schälen und in der Knoblauchpresse durchpressen. Petersilie fein wiegen.

❸ Aus Brottrunk, Öl, Knoblauch und Petersilie eine Marinade herstellen und das Fleisch darin 1 Stunde einlegen.

❹ Haferkörner mit der doppelten Menge Wasser und etwas Salz aufkochen und in 30 Minuten ausquellen lassen.

❺ Möhre schälen und grob hobeln, den Lauch waschen und in feine Ringe schneiden.

❻ Das geschnetzelte Fleisch abtropfen lassen. Das Öl in einer beschichteten Pfanne erhitzen, das Fleisch kräftig anbraten.

❼ Das Gemüse zufügen und bei reduzierter Hitze 10 Minuten mitbraten.

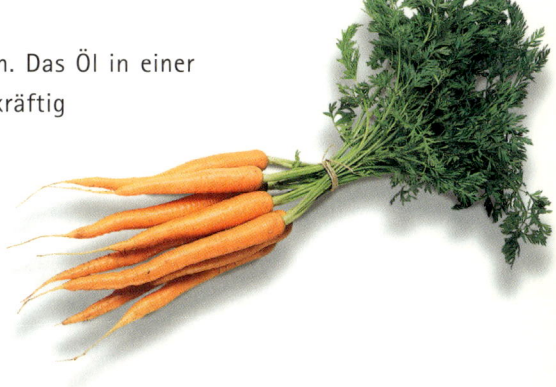

❽ Den gekochten Hafer zugeben und nochmals erwärmen. Mit Salz, Cayenne und Curry pikant abschmecken.

Gemüsesuppe

340 kcal (1423 kJ),
10,5 g Eiweiß, 11,0 g Fett,
45,2 g Kohlenhydrate
(3,8 BE)

200 g Gemüse der Saison
(grüne Bohnen, Lauch, Erbsen,
Möhren, Sellerie, Kohlrabi,
Blumenkohl, Brokkoli)
1 Kartoffel
½ Zwiebel
2 TL Diät 3-Pflanzenöl

¼ l Wasser
2 EL Hafer (ca. 30 g)
1 TL Gemüsebrühe Instant
Petersilie
Pfeffer
fluoridiertes Jodsalz

1️⃣ Gemüse putzen, waschen und klein schneiden. Kartoffeln schälen, waschen und würfeln.

2️⃣ Die Zwiebel klein würfeln. Das Öl erhitzen und die Zwiebel darin andünsten.

3️⃣ Gemüse zugeben, kurz mitdünsten. Mit Wasser auffüllen, Hafer und Instantbrühe zugeben und zum Kochen bringen.

4️⃣ Die Kartoffelstücke hinzufügen und die Suppe 25 Minuten köcheln lassen.

5️⃣ Petersilie fein wiegen und zur Suppe geben. Mit Pfeffer und Salz abschmecken.

Gemüsesuppe mit Ferment

407 kcal (1703 kJ),
14,0 g Eiweiß, 11,9 g Fett,
60,7 g Kohlenhydrate
(5,1 BE)

200 g Gemüse der Saison
(grüne Bohnen, Lauch, Erbsen,
Möhren, Sellerie, Kohlrabi,
Blumenkohl, Brokkoli)
150 g Kartoffeln
½ Zwiebel
1 EL Diätmargarine

¼ l Wasser
2 EL Hafer (ca. 30 g)
1 TL Gemüsebrühe Instant
Petersilie
flurodiertes Jodsalz Pfeffer
Pfeffer
2 TL Enzym-Ferment Getreide

1️⃣ Gemüse putzen, waschen und klein schneiden. Kartoffeln schälen, waschen und würfeln. Die Zwiebel klein würfeln.

2 Die Butter erhitzen und die Zwiebel darin andünsten. Gemüse zugeben, kurz mitdünsten. Mit Wasser auffüllen, Hafer und Instantbrühe zugeben und zum Kochen bringen. Die Kartoffelstücke hinzufügen und die Suppe 25 Minuten köcheln lassen.

3 Petersilie fein wiegen und zur Suppe geben. Mit Pfeffer, Salz und Enzym-Ferment Getreide abschmecken.

Gebackenes Gemüse

200 g Kartoffeln	*einige Zweige Rosmarin*
je 1 Stück einer roten und	*100 g fettarmer Joghurt*
grünen Paprika	*(0,1 % Fett)*
½ kleine Aubergine	*1 EL Tomatenketchup*
1 kleine Zucchini	*Paprikapulver*
1 Tomate	*fluoridiertes Jodsalz*
½ kleine Zwiebel	*Pfeffer*
1 EL Diät 3-Pflanzenöl	*1 kleines Vollkornbrötchen*
(z. B. von Becel)	

*471 kcal (1971 kJ),
16,6 g Eiweiß, 13,5 g Fett,
69,3 g Kohlenhydrate
(5,8 BE)*

1 Die Kartoffeln schälen, in Scheiben schneiden und ca. 8 bis 10 Minuten kochen.

2 Das Gemüse putzen und waschen. Die Paprika in Streifen, die Aubergine und die Zucchini in Scheiben schneiden, die Tomate vierteln. Die Zwiebel abziehen und die Hälfte in Würfel schneiden.

3 Paprika, Aubergine und Zucchini 2 bis 3 Minuten blanchieren.

4 Die Kartoffeln und das Gemüse im Öl wenden, mit Rosmarin bestreuen und im Ofen ca. 15 Minuten bei 220 °C backen.

5 Die Zutaten für den Dip miteinander verrühren. Auf einem Teller anrichten und mit dem Dip und dem Brötchen servieren.

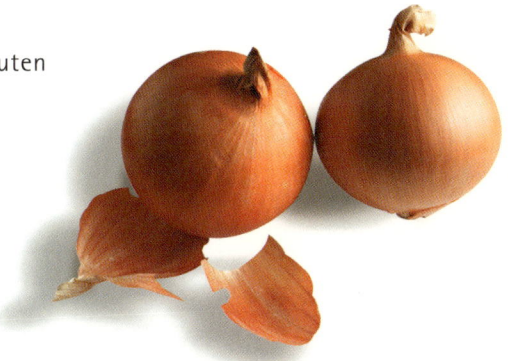

Spirelli-Nudeln mit Hähnchenbrust

372 kcal (1556 kJ),
35,2 g Eiweiß, 6,4 g Fett,
43,2 g Kohlenhydrate
(3,6 BE)

50 g Spirelli-Nudeln
1 kleine Fenchelknolle
1 TL Diät 3-Pflanzenöl
(z. B. von Becel)

100 g Hähnchenbrust
fluoridiertes Jodsalz
Pfeffer
Kräuter der Provence

1 Nudeln nach Packungsaufschrift kochen.

2 Inzwischen Fenchel in Scheiben schneiden und in einer Pfanne in dem heißen Öl anbraten. Herausnehmen und warm stellen.

3 Hähnchenbrust abziehen und von beiden Seiten anbraten, salzen, pfeffern und mit den Kräutern würzen, anschließend in mundgerechte Stücke schneiden.

4 Fenchelscheiben auf einen Teller verteilen, darauf die Nudeln und das Hähnchenfleisch anrichten.

»Korkzieher«-Nudeln mit gelbem Paprika

346 kcal (1448 kJ),
13,0 g Eiweiß, 15,0 g Fett,
41,5 g Kohlenhydrate
(3,5 BE)

50 g »Korkzieher«-Nudeln
1 gelbe Paprikaschote
1 EL Diät-3-Pflanzenöl
½ Knoblauchzehe

2 Sardellenfilets
3 grüne, mit Paprika gefüllte
Oliven
Pfeffer

1 »Korkzieher«-Nudeln nach Packungsanweisung kochen.

2 Inzwischen Paprika halbieren, entkernen und in Streifen schneiden. In dem Olivenöl 5 Minuten anschwitzen.

3 Die Knoblauchzehe schälen und fein hacken, Sardellenfilets abspülen, trockentupfen und grob hacken.

4 Knoblauch und Sardellenstückchen zu den Paprikastreifen geben und weitere 5 Minuten leicht erhitzen.

5 Die abgetropften Nudeln und die in Scheiben geschnittenen Oliven unterheben und kurz mit erhitzen.

6 Auf einem Teller anrichten und mit gemahlenem Pfeffer bestreuen.

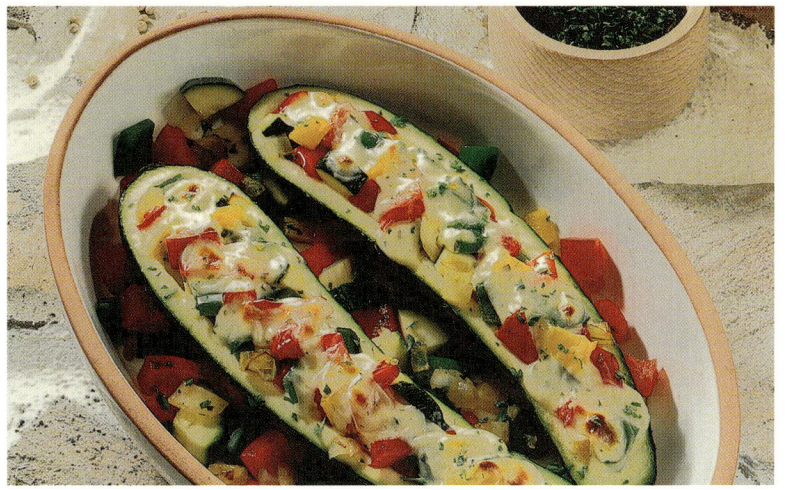

Gefüllte Zucchini

2 mittelgroße Zucchini
je ½ fein gewürfelte Paprika
(rot, grün, gelb)
1 fein gewürfelte Zwiebel
1 Knoblauchzehe
1 TL Olivenöl
1 EL Diät 3-Pflanzenöl
(z. B. von Becel)

5 EL Milch (1,5 % Fett)
75 g Kräuter-Schmelzkäse (max.
30 % F. i. Tr.) oder Tofu
1 EL Kräuter (Rosmarin,
Basilikum, Thymian, Petersilie)
fluoridiertes Jodsalz
bunter, frisch gemahlener Pfeffer
1 Tasse Wellnesstee

427 kcal (1787 kJ),
21,0 g Eiweiß, 30,2 g Fett,
17,3 g Kohlenhydrate
(1,4 BE)

❶ Zucchini waschen, längs halbieren, aushöhlen. In kochendem Wasser einige Minuten blanchieren.

❷ Das herausgenommene Zucchinifleisch würfeln, mit Paprika, Zwiebel und Knoblauch in heißem Öl einige Minuten andünsten.

❸ Eine feuerfeste Form leicht mit Öl ausstreichen, die Zucchinihälften hineinlegen und mit dem Gemüse füllen.

❹ Milch erhitzen und den Schmelzkäse darin lösen. Die Käsesauce über die Zucchinihälften gießen, mit Kräutern bestreuen. Die Zucchini im vorgeheizten Ofen 10 bis 12 Minuten überbacken.

❺ Dazu Wellnesstee trinken.

Rotbarsch mit Senfsauce

345 kcal (1443 kJ),
34,7 g Eiweiß, 14,2 g Fett,
19,4 g Kohlenhydrate
(1,6 BE)

150 g Rotbarsch-Filet
(frisch oder TK)
Zitronensaft
1 große Möhre (ca. 80 g)
1 kleine Kartoffel (ca. 60 g)
50 g Lauch
1 Stängel Staudensellerie
(ca. 60 g)

1 TL Diät 3-Pflanzenöl
(z. B. von Becel)
grobes Meersalz
Pfeffer
$^1/_8$ l Gemüsebrühe (Instant)
75 g saure Sahne
1 EL mittelscharfer Senf

Reich an Omega-3-
Fettsäuren: Rotbarsch
in Senfsauce

❶ Fischfilet kurz abspülen, mit Küchenpapier trockentupfen und mit Zitronensaft beträufeln. TK-Fisch antauen lassen, dann in Zitronensaft marinieren.

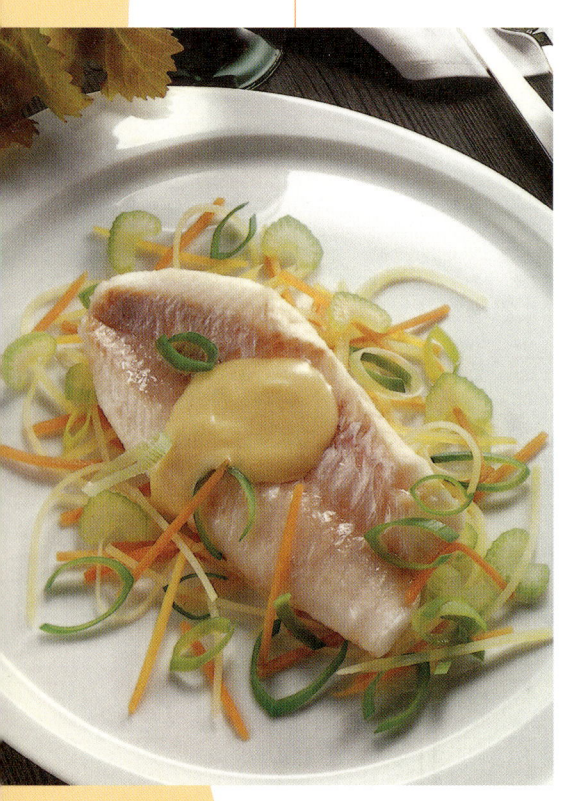

❷ Das Gemüse waschen und putzen. Möhre und Kartoffel schälen, dann in feine Stifte, den Lauch und die Staudensellerie in Scheibchen schneiden. Das Gemüse mit dem Öl kurz andünsten.

❸ Rotbarsch trockentupfen, mit Salz und Pfeffer würzen und auf das Gemüse legen.

❹ Mit Gemüsebrühe angießen und bei schwacher Hitze ca. 15 Minuten garen. Fischfilet zwischendurch wenden.

❺ Saure Sahne mit dem Senf verrühren, mit Pfeffer und Salz abschmecken. Fischfilet auf dem Gemüse anrichten, die Senfsauce dazu servieren.

Italienische Gemüsepfanne

250 g TK-Gemüsemischung
1 EL Diät 3-Pflanzenöl
$^1/_2$ Zwiebel
$^1/_4$ Knoblauchzehe
etwas Petersilie

fluoridiertes Jodsalz
Pfeffer
Muskat
$^1/_2$ Tasse Gemüsebrühe
50 g Mozzarella oder Tofu

262 kcal (1196 kJ),
15,9 g Eiweiß, 17,2 g Fett,
10,2 g Kohlenhydrate
(0,9 BE)

❶ Das Gemüse in wenig Salzwasser 5 Minuten garen.

❷ Öl erhitzen. Zwiebel und Knoblauchzehe schälen, fein würfeln und darin andünsten. Die Petersilie fein wiegen.

❸ Das Gemüse abgießen, in die Pfanne geben und mit Salz, Pfeffer, Muskat und Petersilie würzen.

❹ Gemüsebrühe angießen und alles nochmals 8 Minuten dünsten lassen, dabei mehrmals umrühren. Mit Mozzarellascheiben belegen. Zugedeckt weiter dünsten, bis der Mozzarella zerläuft.

Fruchtiger Reissalat mit Mozzarella

30 g Langkorn-Reis
50 g Krabben
Zitronen- und Limettensaft
50 g Erdbeeren

1 Stange Bleichsellerie
30 g Mozzarella oder Tofu
$^1/_2$ Avocado
Süßstoff nach Geschmack

414 kcal (1732 kJ),
20,5 g Eiweiß, 25,0 g Fett,
26,8 g Kohlenhydrate
(2,2 BE)

❶ Reis nach Packungsaufschrift kochen und abkühlen lassen.

❷ Krabben mit Zitronensaft beträufeln.

❸ Erdbeeren waschen, putzen und in Scheiben, die Bleichselleriestange mit dem Grün in kleine Stücke schneiden. Mozzarella in Streifen schneiden.

❹ Avocado längs halbieren. Sofort mit Limettensaft beträufeln, mit dem Kugelausstecher aus dem Fruchtfleisch Kügelchen herauslösen und diese sofort mit Zitronensaft beträufeln.

❺ Alles unter den Reis heben und in eine Salatschüssel füllen.

Leichtes
für den Abend

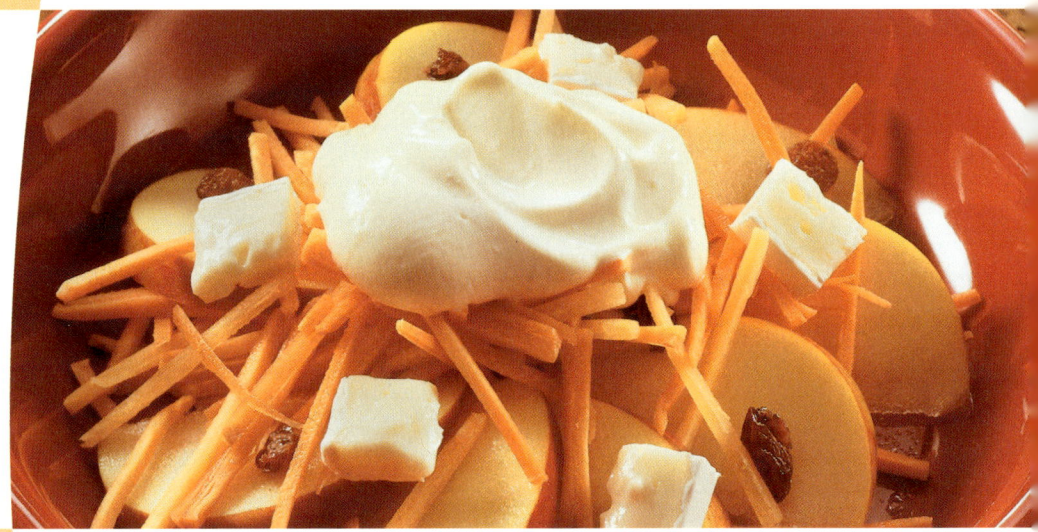

*V*or allem abends sollten Sie darauf achten, den Cholesterinspiegel nicht mit zu schwerem, kalorienhaltigem Essen zu belasten. Unsere Rezeptvorschläge helfen Ihnen, den Tag mit ausgewogener und leichter Kost ausklingen zu lassen.

Salate und pikante Brotaufstriche

Die hier vorgestellten knackig-frischen Salate sind nicht nur ein Genuss fürs Auge. Sie schmecken köstlich mit oder ohne Dip und sorgen gleichzeitig für viele wertvolle Vitamine. Vollkornbrot und Salate enthalten außerdem viele Ballaststoffe, die den Cholesterinspiegel regulieren. Wie wäre es zwischendurch mit einem leckeren, selbst zubereiteten Aufstrich? Die folgenden Rezepte können Sie nach Belieben variieren. Lassen Sie Ihrer Kreativität freien Lauf!

Apfel-Möhren-Rohkost

½ Apfel	1 TL Rosinen	389 kcal (1628 kJ),
2 Möhren	50 g saure Sahne	22,2 g Eiweiß, 15,0 g Fett,
1 Portion (62,5 g) leichter	Zitronensaft und Süßstoff	39,9 g Kohlenhydrate
Camembert oder Sojawurst	1 Scheibe Vollkornbrot	(3,3 BE)

1

2 Apfel in Spalten schneiden, die Möhren in Stifte raspeln.
Camembert in Würfel schneiden. Alles miteinander mischen und
3 t Rosinen bestreuen.
Saure Sahne mit Zitrone und Süßstoff abschmecken und über die Rohkost geben. Dazu 1 Scheibe Brot essen.

Brot mit Paprikaquark

75 g Magerquark	Pfeffer	281 kcal (1176 kJ),
2–3 EL Buttermilch	fluoridiertes Jodsalz	25,2 g Eiweiß, 3,4 g Fett,
2 EL Weizenkeime	¼ Beet Kresse	36,9 g Kohlenhydrate
½ gelbe Paprikaschote	1 Bund Radieschen	(3,1 BE)
½ rote Paprikaschote	1 Scheibe Pumpernickel	
1 kleine feingehackte Zwiebel	0,2 l Brottrunk	

1 Quark mit Buttermilch cremig rühren, Weizenkeime unterheben.
2 Paprika fein würfeln und mit den Zwiebeln unter den Quark heben.
3 Mit Pfeffer und ganz wenig Salz abschmecken, mit Kresse und einigen Radieschenscheiben garnieren und mit dem Pumpernickel servieren. Die restlichen Radieschen dazu essen.
4 Zusammen mit 1 Glas Brottrunk servieren.

Vollkornbaguette »Sunrise Energy«

340 kcal (1423 kJ),
21,8 g Eiweiß, 3,8 g Fett,
52,9 g Kohlenhydrate
(4,4 BE)

1 Vollkornbaguettebrötchen	*Schnittlauch*
oder ein Schrotbrötchen	*0,2 l Möhrensaft*
100 g körniger Frischkäse	*2 EL Artischockensaft*
1 EL Sprossenmischung	*2 Tassen Wellnesstee Sunrise*
1 EL Paprikawürfel	*Energy (z. B. von Kneipp)*

1 Baguettebrötchen halbieren. Die Hälften mit Frischkäse bestreichen und mit Sprossen bzw. Paprikawürfeln bestreuen, mit Schnittlauch garnieren.

2 Möhrensaft mit Artischockensaft verquirlen.

3 Dazu Wellnesstee trinken.

Fitnessteller mit Gourmetdip

253 kcal (1059 kJ),
8,8 g Eiweiß, 11,7 g Fett,
27,7 g Kohlenhydrate
(2,3 BE)

½ Bund Radieschen	*Paprika*
einige Stängel Bleichsellerie	*fluoridiertes Jodsalz*
3–4 junge Möhren	*Zitrone*
100 g fettarmer Joghurt	*1 Scheibe Vollkorntoastbrot*
(0,1 % Fett)	*2 Tassen Wellnesstee Green*
1 TL Tomatenmark	*Wonder (z. B. von Kneipp)*

1 Gemüse waschen, putzen und auf einem Teller anrichten.

2 Joghurt mit Tomatenmark cremig rühren, mit Paprika, Salz und Zitrone abschmecken.

3 Dazu 1 Scheibe Toast und 2 Tassen Tee reichen.

Gefüllte Paprika

1 große rote Paprika	Pfeffer	283 kcal (1184 kJ),
1 Tomate	Paprikapulver	21,8 g Eiweiß, 3,3 g Fett,
2 Scheiben Vollkorntoastbrot	Petersilie	39,2 g Kohlenhydrate
100 g Magerquark oder Tofu	0,2 l Tomatensaft	(3,3 BE)
fluoridiertes Jodsalz		

1 Von der Paprikaschote einen Deckel abschneiden und diesen fein würfeln. Die Schote entkernen, waschen und gut abtropfen lassen. Die Tomate würfeln.

2 1 Scheibe Toastbrot entrinden, klein schneiden und mit dem Quark gut vermischen.

3 Paprika- und Tomatenwürfel unterheben und die Quarkmasse kräftig mit den Gewürzen abschmecken.

4 In die Paprikaschote füllen, gut durchkühlen lassen und in fingerdicke Scheiben schneiden.

5 Mit einer Scheibe Toastbrot servieren. Dazu Tomatensaft trinken.

Rohkostteller mit Dip

2 Möhren (ca. 125 g)	150 g fettarmer Joghurt	406 kcal (1699 kJ),
2 dünne Stauden Bleichsellerie	(0,1 % Fett)	18,2 g Eiweiß, 5,2 g Fett,
1 Paprika	Kresse	73,2 g Kohlenhydrate
1 Chicoree-Staude	fluoridiertes Jodsalz, Pfeffer	(6,1 BE)
1 Bund Radieschen	Zitrone	
	100 g Vollkornbaguette	

1 Das Gemüse waschen und putzen. Möhren der Länge nach vierteln, Selleriestangen halbieren, die Paprika in Stücke bzw. in Streifen schneiden. Mit dem Chicoree und den Radieschen anrichten.

2 Joghurt mit Kresse verrühren, mit Salz, Pfeffer und Zitrone abschmecken und mit dem Baguette zu der Rohkost servieren.

Bunter Fitness-Salat

306 kcal (1280 kJ),
21,2 g Eiweiß, 10,1 g Fett,
29,9 g Kohlenhydrate
(2,5 BE)

1 gelbe Paprikaschote
1 Stängel Bleichsellerie
1 kleine Fenchelknolle
einige Radieschen
2 Tomaten
einige Salatblätter
1 Scheibe Vollkorntoastbrot
1 hartgekochtes Ei oder
marinierter Tofu

100 g fettarmer Joghurt
(0,1 % Fett)
3 EL Brottrunk
fluoridiertes Jodsalz
Schnittlauch
Petersilie
Pfeffer
0,2 l Kanne-Brottrunk

1 Gemüse waschen und putzen.

2 Paprika in Streifen, Bleichsellerie und Fenchel in Stücke, Radieschen in Scheiben und Tomaten in Achtel schneiden und zusammen mit den Salatblättern in einer Schüssel anrichten.

3 Das Brot toasten, in Würfel schneiden und über den Salat geben. Mit Eischeiben garnieren.

4 Aus Joghurt und Brottrunk ein Dressing zubereiten, mit Kräutern und Gewürzen abschmecken und über den Salat geben.

5 Zur Förderung der Verdauung 1 Glas Brottrunk servieren.

Liefert wertvolle Vitamine und viele Ballaststoffe: der bunte Fitness-Salat.

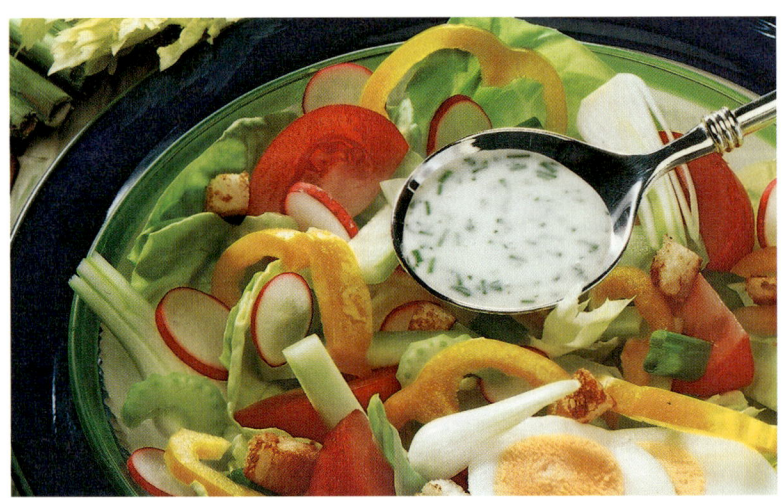

Salatplatte mit Huhn

50 g frischer Salat	*1 TL Diät 3-Pflanzenöl*	*295 kcal (1234 kJ),*
1 grüne Paprika	*(z. B. von Becel)*	*39,2 g Eiweiß, 4,0 g Fett,*
1 gelbe Paprika	*Zitronensaft*	*23,6 g Kohlenhydrate*
einige Radieschen	*50 g Cremequark 0,2 % oder*	*(2,0 BE)*
1 kleine Tomate	*Tofu*	
1 Chicorée-Staude	*2 EL frische Kräuter*	
1 kleine rote Zwiebel	*flurodiertes Jodsalz*	
1 kleines Hähnchenfilet	*Pfeffer*	
(ca. 125 g)	*50 g mexikanische Sauce*	

1 Salat und Gemüse putzen und waschen.

2 Paprika in Streifen, Radieschen in Stifte, Tomate in Würfel schneiden. Chicorée vom Strunk befreien und halbieren. Die Zwiebel schälen und in Ringe schneiden.

3 Hähnchenbrust gründlich unter fließendem kaltem Wasser waschen und mit Küchenkrepp trockentupfen, Haut abziehen (cholesterinreich!), mit Öl einpinseln und würzen.

4 In einer beschichteten Pfanne von beiden Seiten ca. 3 bis 4 Minuten braten.

5 Inzwischen den Salat anrichten und mit Zitronensaft beträufeln.

6 Cremequark mit den Kräutern verrühren, mit Zitrone, Salz und Pfeffer abschmecken.

7 Hähnchenfilet aufschneiden, mit mexikanischer Sauce und dem Quark-Dip servieren.

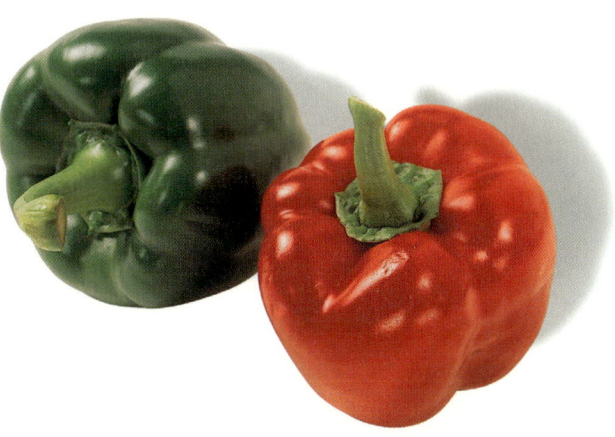

Bezugs- und Informationsquellen

Hier finden Sie Anschriften verschiedener Institutionen und Verbände, an die Sie sich wenden können, wenn Sie Fragen zu erhöhten Blutfettwerten haben oder weitere Informationen benötigen. Bei vielen Organisationen können Sie kostenlos Informationen anfordern.

Bundeszentrale für gesundheitliche Aufklärung (BZgA)
Ostermerheimer Straße 200, 51109 Köln
Telefon: (0221) 89 92 0, Fax: (0221) 89 92 300
Die Bundeszentrale für gesundheitliche Aufklärung ist eine staatliche Einrichtung, die sich vorwiegend der Prophylaxe von Krankheiten widmet und Gesundheitsaufklärung für alle Altersgruppen im staatlichen Auftrag betreibt. Über die BzgA erhalten Sie kostenlos die für Sie wichtigen Broschüren.

Die Gesellschaft für Ernährungsmedizin und Diätetik (D.I.E.T.)
Kurbrunnenstraße 5, 52066 Bad Aachen
Telefon: (0241) 44 50-230, Fax: (0241) 60 80 834
E-Mail: info@diet-aachen.de, Internet: www.diet-aachen.de
Die Gesellschaft gibt Broschüren heraus und unterhält kostenlose ernährungsmedizinische Beratungsdienste. Die Gesellschaft vermittelt auch Beratungskräfte, die Sie vor Ort aufsuchen können. Den ernährungsmedizinischen Beratungsdienst erreichen Sie von Montag bis Freitag von 9.00 bis 13.00 Uhr unter der oben genannten Telefonnummer. Hier erteilen Ihnen die Ernährungswissenschaftler der Gesellschaft kostenlos Informationen über eine Cholesterinspiegel senkende Kost.

Auswertungs- und Informationsdienst für Ernährung, Landwirtschaft und Forsten (AID) e.V.
Friedrich-Ebert-Straße 3, 53177 Bonn
Telefon: (0228) 84 990, Fax: (0228) 84 99 177
Internet: http://www.aid.de, E-Mail: aid@aid.de
Der AID e.V. ist eine staatliche Einrichtung mit einem Informationsauftrag in den Bereichen Ernährung, Landwirtschaft und Forsten. Lassen Sie sich ein Publikationsverzeichnis kostenlos zusenden.

Gütegemeinschaft Diät und Vollkost e.V., Nadine Balzani
Moorenstraße 80, 40225 Düsseldorf
Telefon: (0211) 33 39 85, Fax: (0211) 31 76 91
Hier erhalten Sie gegen Rechnung ein Verzeichnis der Restaurants, Hotels, Krankenhäuser, Kurheime und Sanatorien, die diätgerechte Speisen, auch eine darmgesunde Ernährung mit reichlich Ballaststoffen sowie Diät- und Ernährungsberatung durch qualifziertes Fachpersonal (Diätassistenten und Diplom-Oecotrophologen) anbieten.

Deutsche Gesellschaft für Ernährung (DGE) e.V.
Godesberger Allee 18, 53175 Bonn
Telefon: (0228) 377 66 00, Fax: (0228) 377 68 00
Internet: www.dge.de
Die DGE erarbeitet die Empfehlungen für die Nährstoffzufuhr und hat den staatlichen Auftrag, das Ernährungsverhalten in Deutschland zu verbessern. Die DGE unterhält Beratungsstellen und gibt verschiedene Broschüren zur richtigen Ernährung heraus.

Lipid-Liga e.V.
Waldklausenweg 20, 81377 München
Telefon: (089) 71 91 001, Fax: (089) 71 42 687
Internet: www.lipid-liga.de, E-Mail: lipid-liga@t-online.de
Gegen Einsendung von 1,53 € in Briefmarken erhalten Sie ein Schriftverzeichnis der Lipidliga, die eine Vielzahl von hilfreichen Informationen für Menschen mit erhöhten Blutfetten herausgibt.

Margarine-Institut für gesunde Ernährung
Adenauer Allee 148, 53113 Bonn
Telefon: (0228) 26 18 148, Fax: (0228) 91 07 428
Internet: www.margarine-institut.de
Über das Margarine-Institut erhalten Sie vielfältige Informationen über Blutfette, Nahrungsfette und die Behandlung eines erhöhten Blutfettspiegels. Lassen Sie sich kostenlos ein Schriftenverzeichnis zusenden.

Wichtige Internet- und E-Mail-Adressen:
• www.vdd.de, E-Mail: vdd-duesseldorf@t-online.de.
• vdoe.de, E-Mail: vdoe@netcologne.de.
• www.vfed.de, E-Mail: info@vfed.de.

Rezeptregister

Sachregister

Die Autoren

Sven-David Müller ist Diätassistent, Diabetesberater der Deutschen Gesellschaft für Ernährung, Medizinjournalist und Gründer des Verbandes für Ernährung und Diätetik (VFED). Derzeit leitet Sven-David Müller als Geschäftsführer die Gesellschaft für Ernährungsmedizin und Diätetik e.V. Im Midena Verlag erschienen bisher zahlreiche Bücher von ihm.

Katrin Raschke studierte Ernährungswissenschaft an der Universität Gießen und arbeitet als Diplom-Oecotrophologin bei der Gesellschaft für Ernährungsmedizin und Diätetik e.V..

Wichtiger Hinweis

Die im Buch veröffentlichten Ratschläge wurden mit größter Sorgfalt von Verfassern und Verlag erarbeitet und geprüft. Eine Garantie kann jedoch nicht übernommen werden. Ebenso ist eine Haftung der Verfasser bzw. des Verlages und seiner Beauftragten für Personen-, Sach- oder Vermögensschäden ausgeschlossen.

Bildnachweis

Umschlagfoto: Jump/Kristiane Vey
Fotos: Corbis/LWA-Dann Tardif S. 17; Kanne Brottrunk S. 62, 74; Ulrich Kerth S. 32; Kneipp Werke S. 52, 56, 61; PhotoDisc S. 9, 12, 18, 22, 29; Picture Press / W. Bokelberg S. 6; Rotkäppchen S. 70; StockFood Munich / Innerhofer Photodes. / Maximilian Stock LTD. / Michael Meisen, / TH Foto-Werbung / FoodPhotography Eising / Studio Schmitz / Peter Rees S. 10, 26, 31, 34, 37, 41, 49; Superbild / Option Photo S. 15; Wirths PR S. 68; Zefa S. 43.

Impressum

Die Deutsche Bibliothek – CIP-Einheitsaufnahme
Ein Titeldatensatz für diese Publikation ist bei der Deutschen Bibliothek erhältlich.

Midena Verlag, München
© 2002 Weltbild Ratgeber Verlage GmbH & Co.KG
Alle Rechte vorbehalten

Projektleitung: Franz Leipold
Redaktion: Annette Barth, München
Herstellung: Karin Kristen
Umschlagkonzeption: Ecco
Satz: Uhl + Massopust, Aalen
Printed in Italien

ISBN 3-310-00811-8